全国高职高专医药院校工学结合"十二五"规划教材

供临床医学、护理、助产、口腔、影像、检验、康复等专业使用

丛书顾问　文历阳　沈彬

病理学实验教程（第2版）

Binglixue Shiyan Jiaocheng

主　编　邵少慰　刘立新　李振喜
副主编　王江琼　马海芬　杨德兴
编　委　（以姓氏笔画为序）

马海芬　青海卫生职业技术学院
王江琼　清远职业技术学院
刘立新　首都医科大学燕京医学院
李振喜　泉州医学高等专科学校
李品玉　肇庆医学高等专科学校
杨德兴　广州医学院
张　霞　肇庆医学高等专科学校
邵少慰　肇庆医学高等专科学校
崔彦岭　邢台医学高等专科学校
曾茂森　嘉应学院医学院
魏世平　邢台医学高等专科学校

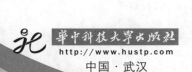

华中科技大学出版社
http://www.hustp.com
中国·武汉

内 容 简 介

本书是全国高职高专医药院校工学结合"十二五"规划教材。

本书以全国高职高专医药院校工学结合"十二五"规划教材《病理学》为蓝本编写而成。全书内容包括:病理诊断的工作程序,细胞、组织的损伤与修复,局部血液循环障碍,炎症,肿瘤,呼吸系统疾病,心血管系统疾病,消化系统疾病,泌尿系统疾病,生殖系统、乳腺疾病与内分泌疾病,传染病与寄生虫病等。本书内容系统、丰富、生动,图文并茂,强调以临床病例为切入点,以"工学结合"为导向,突出真实的临床病理工作情境,使学生在学习的过程中,逐渐提高其联系临床病理的能力,并形成科学的思维方式。

本书适合高职高专临床医学、护理、助产、口腔、影像、检验、康复等专业使用。

图书在版编目(CIP)数据

病理学实验教程/邵少慰,刘立新,李振喜主编. —2版. —武汉:华中科技大学出版社,2014.6 (2023.1 重印)

ISBN 978-7-5680-0214-1

Ⅰ.①病… Ⅱ.①邵… ②刘… ③李… Ⅲ.①病理学-实验-高等职业教育-教材 Ⅳ.①R36-33

中国版本图书馆 CIP 数据核字(2014)第 135828 号

病理学实验教程(第2版)   邵少慰 刘立新 李振喜 主编

策划编辑:柯其成
责任编辑:柯其成
封面设计:陈 静
责任校对:周 娟
责任监印:周治超
出版发行:华中科技大学出版社(中国·武汉)
       武昌喻家山   邮编:430074   电话:(027)81321915
排 版:龙文装帧
印 刷:武汉科源印刷设计有限公司
开 本:787mm×1092mm 1/16
印 张:8
字 数:184 千字
版 次:2010 年 6 月第 1 版 2023 年 1 月第 2 版第11次印刷
定 价:29.60 元

全国高职高专医药院校工学结合
"十二五"规划教材编委会

主任委员　文历阳　沈彬

委　　员（按姓氏笔画排序）

王玉孝	厦门医学高等专科学校	尤德姝	清远职业技术学院护理学院
艾力·孜瓦	新疆维吾尔医学高等专科学校	田仁	邢台医学高等专科学校
付莉	郑州铁路职业技术学院	乔建卫	青海卫生职业技术学院
任海燕	内蒙古医学院护理学院	刘扬	首都医科大学燕京医学院
刘伟	长春医学高等专科学校	李月	深圳职业技术学院
杨建平	重庆三峡医药高等专科学校	杨美玲	宁夏医科大学高职学院
肖小芹	邵阳医学高等专科学校	汪娩南	九江学院护理学院
沈曙红	三峡大学护理学院	张忠	沈阳医学院基础医学院
张敏	九江学院基础医学院	张少华	肇庆医学高等专科学校
张锦辉	辽东学院医学院	罗琼	厦门医学高等专科学校
周英	广州医科大学	封书琴	常州卫生高等职业技术学校
胡友权	益阳医学高等专科学校	姚军汉	张掖医学高等专科学校
倪洪波	荆州职业技术学院	焦雨梅	辽宁医学院高职学院

秘　书　厉岩　王瑾

总序

Zongxu

世界职业教育发展的经验和我国职业教育发展的历程都表明，职业教育是提高国家核心竞争力的要素之一。近年来，我国高等职业教育发展迅猛，成为我国高等教育的重要组成部分，与此同时，作为高等职业教育重要组成部分的高等卫生职业教育的发展也取得了巨大成就，为国家输送了大批高素质技能型、应用型医疗卫生人才。截至 2008 年，我国高等职业院校已达 1184 所，年招生规模超过 310 万人，在校生达 900 多万人，其中，设有医学及相关专业的院校近 300 所，年招生量突破 30 万人，在校生突破 150 万人。

教育部《关于全面提高高等职业教育教学质量的若干意见》中明确指出，高等职业教育必须"以服务为宗旨，以就业为导向，走产学结合的发展道路"，"把工学结合作为高等职业教育人才培养模式改革的重要切入点，带动专业调整与建设，引导课程设置、教学内容和教学方法改革"。这是新时期我国职业教育发展具有战略意义的指导意见。高等卫生职业教育既具有职业教育的普遍特性，又具有医学教育的特殊性，许多卫生职业院校在大力推进示范性职业院校建设、精品课程建设，发展和完善"校企合作"的办学模式、"工学结合"的人才培养模式，以及"基于工作过程"的课程模式等方面有所创新和突破。高等卫生职业教育发展的形势使得目前使用的教材与新形势下的教学要求不相适应的矛盾日益突出，加强高职高专医学教材建设成为各院校的迫切要求，新一轮教材建设迫在眉睫。

为了顺应高等卫生职业教育教学改革的新形势和新要求，在认真、细致调研的基础上，在教育部高职高专医学类及相关医学类专业教学指导委员会专家和部分高职高专示范院校领导的指导下，我们组织了全国 50 所高职高专医药院校的近 500 位老师编写了这套以工作过程为导向的全国高职高专医药院校工学结合"十二五"规划教材。本套教材由 4 个国家级精品课程教学团队及 20 个省级精品课程教学团队引领，有副教授（副主任医师）及以上职称的老师占 65%，教龄在 20 年以上的老师占 60%。教材编写过程中，全体主编和参编人员进行了认真的研讨和细致的分工，在教材编写体例和内容上均有所创新,各主编单位高度重视并有力配合教材编写工作,编辑和主审专家严谨和忘我地工作,确保了本套教材的编写质量。

本套教材充分体现新一轮教学计划的特色,强调以就业为导向、以能力为本位、贴近学生的原则,体现教材的"三基"(基本知识、基本理论、基本实践技能)及"五性"(思想性、科学性、先进性、启发性和适用性)要求,着重突出以下编写特点:

(1) 紧扣新教学计划和教学大纲,科学、规范,具有鲜明的高职高专特色;

(2) 突出体现"工学结合"的人才培养模式和"基于工作过程"的课程模式;

(3) 适合高职高专医药院校教学实际,突出针对性、适用性和实用性;

(4) 以"必需、够用"为原则,简化基础理论,侧重临床实践与应用;

(5) 紧扣精品课程建设目标,体现教学改革方向;

(6) 紧密围绕后续课程、执业资格标准和工作岗位需求;

(7) 整体优化教材内容体系,使基础课程体系和实训课程体系都成系统;

(8) 探索案例式教学方法,倡导主动学习。

这套规划教材得到了各院校的大力支持与高度关注,它将为高等卫生职业教育的课程体系改革作出应有的贡献。我们衷心希望这套教材能在相关课程的教学中发挥积极作用,并得到读者的青睐。我们也相信这套教材在使用过程中,通过教学实践的检验和实际问题的解决,能不断得到改进、完善和提高。

全国高职高专医药院校工学结合"十二五"规划教材
编写委员会

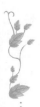

前言
Qianyan

　　病理学是实践性很强的形态学科,其中实验教学是病理教学的重要组成部分。为了更好地反映我国医学高等职业教育改革和发展的最新理念以及成果,培养学生理论联系实际、分析问题和解决问题的能力,为后续课程的学习和从事医疗实践打下坚实基础,在华中科技大学出版社精心策划和组织下,我们编写了《病理学实验教程》这本实验教材。

　　本书共安排了11个实验项目,每个实验项目均包含项目描述、实验目标、任务要求、病例讨论、实践练习、拓展活动等内容。在编写方面,力求实验目的明确、内容丰富、重点突出、条理清楚,并精选病变大体标本和组织学彩色图片140多幅,以利于学生观察病变,提高学习效果。同时,本书突破传统的学科教育对医学生技术应用能力培养的局限,强调以临床病例为切入点,以"工学结合"为导向,突出真实的临床病理工作情境,使学生在完成各项实验任务的过程中,逐渐提高其联系临床病理的综合分析能力,并形成科学的思维方式。本书适合高职高专临床医学、护理、助产、口腔、影像、检验、康复等专业使用。

　　本书在全体编者的辛勤工作下共同完成,同时得到了各参编单位领导及同仁的大力协助与支持,在此表示衷心的感谢。

　　本书虽然经过多次修改,但由于水平有限,错误之处在所难免,恳请各位读者、同仁和学生提出宝贵意见,以便再版时修订和改进。

邵少慰　刘立新　李振喜

目录

Mulu

目
录

1

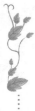

项目一
病理诊断的工作程序

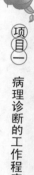

→ 项目描述

　　参观医院病理科,了解病理诊断工作的程序。了解病理标本的采集、送检、收检及处理的方法,学习填写病理检查申请单。掌握大体标本观察和病理切片的基本方法。

→ 实验目标

　　1. 掌握大体标本和病理切片的观察方法。
　　2. 学习填写病理检查申请单,能熟练阅读病理诊断报告。
　　3. 认识临床病理工作的重要性及其与本专业职业岗位的关系。
　　4. 了解临床病理诊断的工作程序及常用仪器。
　　5. 了解病理标本的采集、送检、收检及处理的方法。

任务一　认识病理诊断的工作程序

一、临床病理诊断的常规业务

　　医院病理科的核心任务是开展病理诊断,即应用形态学的观察方法,并结合临床医学其他学科以及组织化学、免疫组织化学、分子生物学和各种形态定量研究等方法和手段,为临床提供最可靠的诊断依据,指导临床治疗和评价疾病预后。临床病理诊断的常规业务主要包括以下几个方面。

　　1. 活体组织检查　这是病理科最常规的工作(包括从病灶局部穿刺、手术切取活检等),为临床提供定性诊断。另外,有条件的医院还开展术中冰冻及快速石蜡切片诊断。

　　2. 细胞学检查　包括脱落、刷取、组织印片和肿块穿刺等方法,以确定病变良恶性质,推测组织学类型。

　　3. 辅助病理检查　有条件的医院,还可开展各种辅助病理检查,如组织化学、免疫组织化学、分子生物技术、电镜、形态计量、图像分析等,以辅助病理诊断。

1

4.尸检　具有一定规模的医院病理科,可开展尸检工作,以明确病变性质,分析死亡原因。这对提高医疗质量,促进医学科学的发展,具有重要作用。

二、病理诊断工作的基本程序

（1）签收、查对送检标本及病理检查申请单。

（2）送检标本分类,按序编号、登记。

（3）肉眼检查及取材,由病理医师负责描述并按规范要求切取需观察的组织块。

（4）技术室工作人员进行组织处理,制作切片。

（5）病理医师阅片并作镜下描述及诊断。

（6）发出病理诊断报告。

（7）对检查申请单（包括切片、蜡块）按序号进行结果登记,分类归档,保存。

三、病理诊断使用的主要仪器

1.组织脱水机　可按一定程序对组织进行固定、脱水、透明、浸蜡。

2.组织包埋机及制冷台　组织包埋机用于对组织块进行石蜡包埋,包埋后在制冷台上使组织达到一定硬度,利于切片。

3.组织切片机　包括石蜡切片机、冰冻切片机等,最常用的是石蜡切片机,可将已包埋的组织蜡块切出 $1\sim6~\mu m$ 的普通切片。

4.生物显微镜　包括单目、双目和多目显微镜,可对切片进行 40 倍、100 倍、400 倍等放大,以便于观察和诊断。

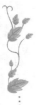

任务二　认识病理标本的采集、送检、收检与处理

一、病理标本的采集与送检

（1）活体检查的标本一定要足够大,如果病变较深,所取标本也应够深,否则所取标本可能影响正常诊断。如果是浅在病变,除取病变区的组织外,还应取其外围正常组织一部分,以观察病变和正常组织的关系。

（2）切除恶性肿瘤时,为明确切除的边缘是否仍有肿瘤细胞浸润,可另取边缘组织分别标明送检。

（3）若标本较小、较软时,取下后可将组织的上皮面向上,基底面向下轻轻平铺或贴在预先准备的光滑纸片上,稍干后,置入固定液中浸泡,以避免组织卷缩或分散在固定液中。

（4）避免挤压标本,当组织受挤压后,细胞会变形,无法作出正确诊断。因此,手术中不可以用止血钳等器械夹压组织。

（5）取得的标本,应根据送检目的不同立即放入相应固定液内。固定液一般为甲醛液,其用量一般是标本体积的 5～10 倍。标本容器上要标明患者的姓名及所取的组织部位、块数,以免混淆;送检医师还应详细填写病理检查申请单。

二、标本的收检及处理

1.标本的收检　收检标本时必须要仔细核对送检标本与病理检查申请单上所写的内容是否相符、完整,标本是否固定得当。

2.标本的处理和固定　送检标本如为实质脏器且较大,如肝脏、肺脏等可部分间隔 1 cm 平行书页状切开,在一侧不要完全切断,保持彼此相连;如果是有腔脏器(如食管、胃、肠等)应予纵向剖开,黏膜面向上平铺于木板上用大头针固定,并将黏膜面向下浸于固定液中;肺组织常常上浮于固定液中,故表面可覆以纱布,如有需要可自支气管灌注固定液。通常大标本需固定 12～24 小时后进行大体检查、取材。

3.标本的肉眼检查及取材

(1) 大标本检查及描述应根据从表及里,从前往后,从大到小,从上而下的顺序按解剖部位进行。例如,子宫及附件,可先检查子宫的表面、肌层、宫腔、宫颈管、宫颈外口,然后检查输卵管及卵巢,并逐一进行观察描述。

(2) 肿瘤标本必须检查并描述以下基本要素:部位,大小,形状,包膜,与周围组织的关系,色泽,质地,囊性或实性结构,肿瘤有无出血坏死状况,淋巴结状况以及断端状况等。

(3) 取材。组织块取材大小根据切片机规格而定,一般面积为 1.5 cm×1.5 cm,厚度要求 2～3 mm;切面要求尽量平整。取材后组织块作好编号。

4.病理切片的制作和染色　组织取材后,要想获得一批质量好的病理切片,病理科的技术人员还要完成下列工作。

(1) 固定:以抑制组织自溶,保持各种组织的原状。一般需固定 12～24 小时,固定剂主要是甲醛液。

(2) 流水冲洗:数小时至 24 小时。对于外检组织标本,因时间关系,一般不经过流水冲洗,而是勤换低浓度乙醇脱水液。

(3) 脱水:除去细胞中水分,使包埋剂渗入细胞内。常用脱水剂是乙醇或乙醇与丙酮混合剂,以低浓度开始逐渐进入无水乙醇。

(4) 透明:用包埋剂取代组织内脱水剂,填充细胞内外空隙。石蜡包埋技术所用浸透剂为二甲苯或氯仿。

(5) 包埋:要使组织切成很薄的切片,组织需包埋于石蜡等物质中,冷冻后使液态变固态,且有一定硬度,才能用切片机切成薄片。

(6) 切片:用石蜡切片机切成 1～6 μm 的薄片,贴于玻璃片上经烤干、二甲苯脱蜡、乙醇逐级复水后,即可染色。

(7) 染色:病理活检常规使用苏木精-伊红(HE)染色法。此染色法用两种染料,一种是苏木素,可将细胞核或组织内嗜碱性物质染成蓝紫色;另一种染料是伊红,可将细胞质和细胞外物质染成粉红色。染色结束后,经封片后即可观察,可以看到组织和细胞的特征及彼此的关系。

以下是病理标本的采集和处理的基本程序(图 1-1)。

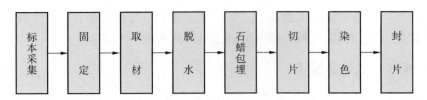

图 1-1　病理切片的制作程序

任务三　病理检查申请单的填写和病理诊断报告的阅读

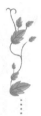

一、病理检查申请单

（1）病理检查申请单，即病理送检单，是临床科室申请做病理检查的有效医疗文件。通过它，临床医师可向病理医师传递关于患者的主要临床信息（包括症状、体征、各种辅助检查结果和手术所见等）、诊断意向和对病理检查的某些特殊要求，为进行病理检查和病理诊断提供重要的参考资料或依据。

（2）病理检查申请单（见附录 A）。

二、病理诊断报告

（1）主要有组织形态学和细胞学诊断两种，现以组织形态学病理诊断报告的内容为例，作一介绍（见附录 B）。

（2）病理诊断报告的基本类型如下。

Ⅰ类：明确性诊断。取材部位、疾病名称、病变性质明确或基本明确的病理诊断。

Ⅱ类：意向性诊断。不能完全肯定疾病名称、病变性质，或是对于拟诊的疾病名称、病变性质有所保留的病理诊断意向，可在拟诊疾病或病变名称之前加以诸如病变"符合"、"考虑为"、"倾向于"、"提示为"、"可能为"、"疑为"、"不能排除"之类的词语。

Ⅲ类：描述性诊断。取材切片所显示的病变不足以诊断为某种疾病（即不能做出Ⅰ类或Ⅱ类病理诊断），只能进行病变的形态描述。

Ⅳ类：无法诊断。送检标本过小、破碎、固定不当、自溶、严重受挤压变形、被烧灼、干涸等，无法做出病理诊断。

（3）阅读病理诊断报告时应注意以下问题。

① 明确组织来源，如肝癌分肝细胞性肝癌和胆管上皮癌。

② 明确病变性质，必须注意病理诊断报告中诊断名称的关键字，特别要明确肿瘤的良、恶性，例如"癌"、"瘤"、"母细胞瘤"、"恶性"、"病"等。

③ 明确恶性肿瘤的分化程度，如：未分化、低分化、中分化、高分化；浸润程度，即病灶向周围组织器官侵犯的程度；周围淋巴结情况，一般会分别说明是什么部位淋巴结，切除的数量，转移的个数；脏器断端是否残留；脉管是否存在癌栓等。

任务四　大体标本和病理切片的观察

一、大体标本的观察

（1）首先辨认是什么组织、器官，并与正常组织、器官进行比较。

（2）找出病变部位，以该脏器的正常形态结构为标准，按下列顺序进行全面的观察。

① 表面与切面情况。

颜色：暗红或苍白、灰白、灰黑或灰黄、深黄或棕黄、墨绿色等。

包膜：器官的包膜是菲薄、透明或是增厚、浑浊，弹性是大或是小。

光滑度：平滑或是粗糙，有无颗粒状隆起。

质地：软、坚实、硬、松脆等。

② 病灶的情况，包括下列内容。

定位：在器官上的位置。

数量和分布：单个或多个，局部还是弥散。

颜色：以该器官生理状态下的色泽为标准。器官色泽的变化可由含血量的多少、内源性或外源性的色素影响及变性、坏死所致。实验课时所观察的大体标本，均不是新鲜标本，已经过甲醛液等固定液的处理，其大小、色泽、硬度等均与新鲜标本有所不同。

大小：体积以长×宽×厚来表示，面积以长×宽来表示，均以厘米（cm）为计量单位。病灶的大小也可以实物大小来描述，如粟粒大、蚕豆大、鸡蛋大、成人拳头大等。

形状：如圆形、椭圆形、不规则形、乳头状、菜花状等。

与邻近组织的关系：与周围组织境界清楚或模糊，周围组织有无受压迫或破坏等。

其他：如果是空腔脏器，还应注意脏器的壁是增厚还是变薄，内壁粗糙或平滑，有无突起，腔内容物的颜色、性质、大小、数量，脏器外壁有无粘连等。

（3）综合上述观察结果，对大体标本进行客观、详尽的描述，进行综合分析，作出大体标本的诊断，诊断的书写格式如下：器官（或部位）名称加病理变化，如肝淤血、心脏萎缩。

二、病理组织切片的观察

（1）先用肉眼观察切片外形及染色情况。判断它是何处取材的，有些切片可以从外形看病变部位，比如胃溃疡可以看到凹陷的部位，结节性肝硬化可以看到小结节等。

（2）在低倍镜下全面观察切片全貌，辨认是什么组织（实质脏器由外向内、空腔脏

项目一　病理诊断的工作程序

5

器由内向外观察），找出病变所在，注意病变的性质、分布以及与周围组织的关系等。

（3）为进一步观察某些病变的微细结构，可选用高倍镜观察。

（4）根据所观察到的病变（大体标本与病理切片应相互联系），结合临床综合分析，作出病理诊断。

三、病理实验绘图

1.病理实验绘图格式　实验后认真完成实验作业，病理实验绘图格式示范如下图（1-2）。

题目：如项目二 细胞、组织的损伤与修复。

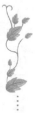
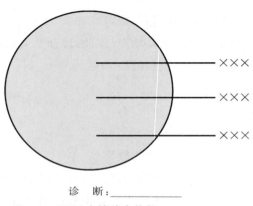

诊　断：＿＿＿＿＿＿＿

图1-2　HE×光镜放大倍数

2.病理实验绘图原则与方法

（1）用红蓝铅笔，在所给出的圆形范围内绘图。标注线起端指于病变，末端标注，注意标注线相互平行，末端上下对齐。标注文字以铅笔书写，尽量置于图右侧。标注文字应力求简练、准确。放大倍数，低倍镜为100×，高倍镜为400×。诊断为：器官＋病变。是否描述，依据作业要求进行。

（2）切片的绘图要求"逼真"与"抽象"相结合。"逼真"指所绘内容必须是切片中存在的，符合实际的变化。描绘时要突出病变组织细胞的形态结构特征，注意其大小比例和颜色变化，这要求同学们要有牢固的组织形态学知识基础，并理解病理变化。"抽象"则要求把整张切片的病理变化进行综合，集中画在一起。因此，下笔前要先全面、详细地观察整张切片，做到胸有成竹，一气呵成，突出病变特征。

任务五　讨论病理诊断与职业岗位的关系

班内分组讨论病理诊断与所学专业基于工作过程的岗位任务关系，树立服务于临床的学习信念。最后老师作总结和点评。

任务六　实践练习

（1）由老师指定某个病理大体标本，按上述观察步骤描述和诊断。

（2）请同学们就某个病理标本，完整地填写一份病理检查申请单。

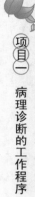

项目二
细胞、组织的损伤与修复

 项目描述

认识组织损伤与适应的各种形态学特征,熟悉纤维性修复的肉芽组织结构特点。

 实验目标

1.能用肉眼识别肥大、萎缩、变性、坏死的大体形态特征。

2.能用显微镜观察变性、坏死和肉芽组织的病理形态特点。

3.掌握描述、绘图和分析、讨论病例的方法,提高学习效果。

4.开展课堂讨论,训练语言表达能力,提高病理联系临床和分析、解决问题的能力。

 任务要求

在老师的指导下分组进行实验观察,观察任务如下。

大 体 标 本	病 理 切 片
1.心脏肥大	
2.前列腺增生	重点切片
3.心脏营养不良性萎缩	1.肝细胞水变性
4.肾盂积水并肾压迫性萎缩	2.肝细胞脂肪变性
5.肝水肿	3.肉芽组织（胃溃疡）
6.肝脂肪变性	示教切片
7.脾凝固性坏死	1.肾小动脉壁玻璃样变性
8.肾干酪样坏死（肾结核）	2.坏死的细胞核改变
9.肝液化性坏死（细菌性肝脓肿）	3.淋巴结干酪样坏死
10.脑液化性坏死	4.肾凝固性坏死
11.手指干性坏疽	5.子宫颈腺上皮鳞状化生

任务一　大体标本观察

大体标本 1　心脏

简要病史:男性,56 岁,有高血压病史 10 多年,活动后心悸、气促 1 年,伴咳粉红色泡沫痰半月。死于左心衰。

肉眼形态:见图 2-1。

（1）心脏体积增大,约 15 cm×12 cm×8 cm,重量 350 g。

（2）左心室肌层明显肥厚,厚度为 2.0～2.5 cm(正常厚度为 0.8～1.2 cm)。

（3）左心室内的肉柱、乳头肌增粗,并见部分融合,其心腔稍扩张。

诊断:心脏肥大(高血压病所致左心室肥大)。

大体标本 2　前列腺

简要病史:男性,68 岁,因腰椎间盘突出术后并发化脓性脑膜炎死亡,尸检后取材。

肉眼形态:见图 2-2。

（1）前列腺体积增大,重量增加,包膜紧张。

（2）切面呈结节状,结节与正常组织分界清楚,结节内可见筛孔样小腔隙。

诊断:前列腺增生。

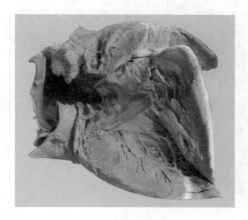
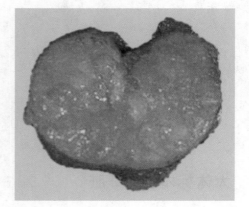

图 2-1　心脏肥大　　　　　　　　　　　图 2-2　前列腺增生

大体标本 3　心脏

简要病史:男性,76 岁,有动脉粥样硬化病史,5 年前记忆力明显下降。后来死于支气管肺炎。尸检发现除支气管肺炎外,主动脉、脑底动脉呈严重动脉粥样硬化,冠状动脉大分支广泛硬化。

肉眼形态：见图 2-3。

（1）心脏体积缩小，约 8 cm×7 cm×6 cm，重量减轻（正常心脏平均重量约 250 g），呈灰褐色。

（2）心包皱缩，心外膜下脂肪组织明显减少，心尖部变锐。

（3）心外膜下冠状动脉呈蛇形弯曲状。

诊断：心脏营养不良性萎缩（老年性心脏萎缩）。

大体标本 4　肾脏

简要病史：男性，43 岁，有尿路结石史，右腰部反复持续性绞痛，血尿 4 年多。作右肾摘除手术。

肉眼形态：见图 2-4。

（1）肾脏体积增大，约 10 cm×9 cm×6 cm，外观变形。

（2）切面见肾盂及肾盏明显扩张成囊状，肾盂内有两块灰黄色或棕黑色不规则结石，部分结石已取出。

（3）肾皮质及髓质受压高度萎缩，呈半透明状，厚度 0.1～0.3 cm。

诊断：肾盂积水并肾压迫性萎缩。

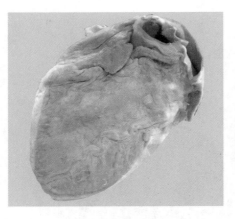

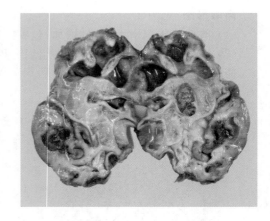

图 2-3　心脏营养不良性萎缩　　　　图 2-4　肾盂积水并肾压迫性萎缩

大体标本 5　肝脏

简要病史：参见本项目大体标本 1。

肉眼形态：见图 2-5。

（1）肝脏体积增大，表面平滑，包膜紧张。

（2）切面边缘外翻，实质略突起而间质（血管及结缔组织）下陷。

（3）表面及切面颜色变淡，混浊无光泽。

诊断：肝水肿。

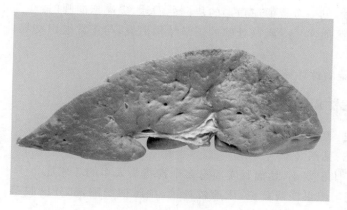

图 2-5　肝水肿

大体标本 6　肝脏

简要病史:男性,35 岁,因严重颅脑外伤住院一个多月,抢救无效死亡。住院检查:除发现有颅脑外伤的症状、体征外,还有肝脏肿大,多次检测血清谷丙转氨酶升高。该患者曾有长期酗酒史。

肉眼形态:见图 2-6。

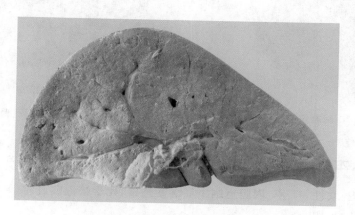

图 2-6　肝脂肪变性

(1)肝脏体积增大,表面平滑,包膜紧张,边缘外翻。

(2)表面及切面颜色变黄,有油腻感,质软。

(3)切面肝实质高出间质。

诊断:肝脂肪变性。

大体标本 7　脾

简要病史:女性,28 岁,外伤后死于血栓栓塞。

肉眼形态:见图 2-7。

(1)脾表面皱缩。

（2）切面可见一个近似三角形的灰白色病灶，尖端指向脾门，底部靠近被膜。

（3）病灶区质实、干燥，该处脾的正常结构消失，与正常组织交界处为暗红色充血出血带。

诊断：脾凝固性坏死。

大体标本8　肾脏

简要病史：患者因结核病死亡。

肉眼形态：见图2-8。

（1）肾脏体积变小，切面肾实质有多个拇指头大小的坏死灶。

（2）坏死组织呈淡灰黄色，质地较松脆，细腻似奶酪，部分已脱落；有些坏死物穿破肾盏排出而形成空洞。

诊断：肾干酪样坏死（肾结核）。

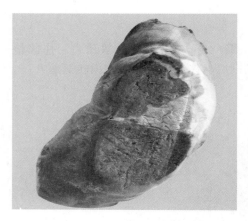

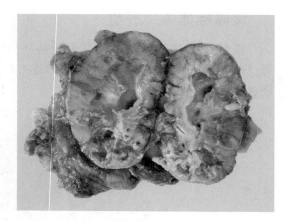

图2-7　脾凝固性坏死　　　　　　图2-8　肾干酪样坏死（肾结核）

大体标本9　肝脏

简要病史：女性，41岁，因胆道蛔虫症继发感染，死于脓毒败血症。

肉眼形态：见图2-9。

（1）肝脏略肿大。

（2）前、后切面见多个大小不一、形状不规则的灰黄色病灶。

（3）部分病灶内壁仍黏附着灰黄色的脓性物质，多数液化性物质在切开标本时已经流走，留下一些大小不一的脓腔，肝外膜有薄层脓肿膜包绕。

（4）切面可见肝内胆管多处有蛔虫阻塞现象。

诊断：肝液化性坏死（细菌性肝脓肿）。

大体标本10　脑

简要病史：男性，3岁，高热、头痛、嗜睡伴惊厥1周后死亡。

肉眼形态：见图2-10。

脑膜表面血管充血不明显,切面可见多处针头大小的软化灶(脑组织液化性坏死所致)。

诊断:脑液化性坏死。

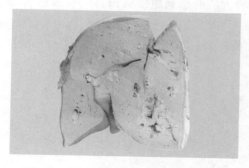

图 2-9　肝液化性坏死(细菌性肝脓肿)

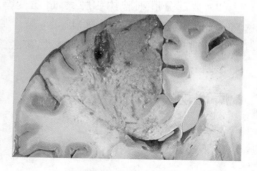

图 2-10　脑液化性坏死

大体标本 11　手指

简要病史:男性,53 岁,右手手指被夹伤后只进行了简单处理,继发感染。

肉眼形态:见图 2-11。

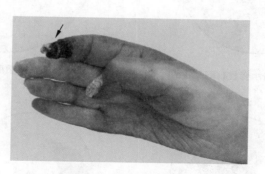

图 2-11　手指干性坏疽

(1) 右手五指大部分区域肿胀呈紫蓝色。

(2) 右食指末节色黑如炭,干燥固缩,皮肤皱缩,溃烂。

诊断:右食指干性坏疽。

任务二　病理切片观察

病理切片 1　肝组织

简要病史:男性,25 岁,反复肝区疼痛,食欲减退,厌油 2 年。血清谷丙转氨酶(SGPT)增高,乙肝表面抗原(HBsAg)阳性。

镜下形态：见图 2-12。

（1）肝小叶结构可辨，肝索增粗，排列稍乱。

（2）大部分肝细胞体积肿大，肝窦变窄，肿大的肝细胞质疏松、稀少，染色变淡、透亮，部分肝细胞膨大如气球状。

（3）细胞核多位于中央区，增大，染色变淡。

诊断：肝细胞水变性。

病理切片 2　肝组织

简要病史：见大体标本 5。

镜下形态：见图 2-13、图 2-14。

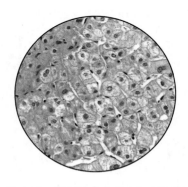

图 2-12　肝细胞水变性（病理切片）

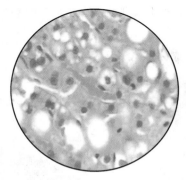

图 2-13　肝细胞脂肪变性（病理切片）

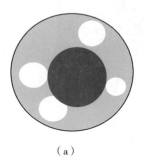

（a）

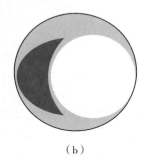

（b）

图 2-14　肝细胞脂肪变性示意图—脂滴形成

（1）大部分肝细胞肿大，胞质内出现许多大小不一的空泡，大的空泡把细胞核挤到一边。

（2）多数肝窦变窄。

诊断：肝细胞脂肪变性。

病理切片 3　胃溃疡底部

简要病史：男性，35 岁，反复上腹部疼痛伴反酸 3 年多。

镜下形态：见图2-15。

（1）沿着胃黏膜层移动切片，可见胃黏膜中断处凹陷，形成溃疡，溃疡底坏死层下部主要由大量的新生毛细血管和成纤维细胞构成，并有多量的炎症细胞浸润。

（2）新生毛细血管的内皮细胞较肥大，核呈椭圆形或短梭形，有的具有较大的不规则管腔，有的仅呈条索状而无管腔。

（3）成纤维细胞呈多角形或梭形，胞质较丰富，核呈椭圆形或梭形，染色较浅。

诊断：肉芽组织。

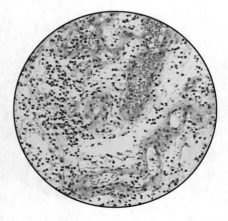

图 2-15　肉芽组织（病理切片）

任务三　病例讨论

【病史摘要】

男性，63岁，10年前自觉头昏、头痛，当时检查发现血压在 160/95 mmHg 左右，同时血脂也偏高，诊断为高血压病合并动脉粥样硬化症。3年前出现心悸、气促，并有记忆力减退。近1年来感觉双下肢发凉、麻木，3个月前不慎跌倒，左足背溃疡面达 17 cm×10 cm，红肿，疼痛难忍。左足逐渐不能活动，皮肤渐变黑变干，感觉消失。入院行左足截肢手术。术后出现持续高热、寒战数天，并发败血症死亡。

【尸检摘要】

（1）心脏：心脏体积增大，约 15 cm×12 cm×8 cm，重量 350 g（正常心脏重 270 g 左右）；左心室肌层明显肥厚，厚度为 2.0～2.5 cm（正常厚度为 0.8～1.2 cm）；左心室内的肉柱、乳头肌增粗，并见部分融合，但其心腔扩张不明显。

诊断：_____

（2）肝：肝肿大，重 1 800 g，切缘外翻，表面和切面的色泽苍白、混浊。光镜：肝小叶中央静脉稍扩张充血；肝索增粗，肝细胞体积明显肿大，胞质疏松，染色变淡或胞质稀少、透亮，使整个肝细胞膨大如气球状；肝窦变窄，小叶周边部分肝细胞胞质出现圆形空泡。

诊断：_____

（3）肾：肿大，色淡红，切面实质增厚，混浊无光。光镜：肾近曲小管增大，管腔狭窄而不规则，上皮细胞体积增大，胞质丰富淡染，可见多数红色细小颗粒，核居中。

诊断：_____

（4）左足：（图2-16）整个左足肿大；足背可见一个 17 cm×10 cm 大小的病灶，呈黑褐色，干固，质地较硬，污秽；足背部分已溃烂脱落，形成多个较大的溃疡，有恶臭。

诊断：_____

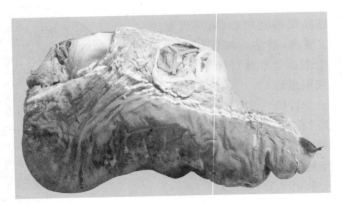

图 2-16　足干性坏疽

（5）脑：重 1 180 g，脑沟加深，脑回变窄，脑实质变薄。

诊断：_____

【病例讨论题】

（1）请同学们在实验课前准备好临床病理讨论的发言提纲。

（2）以上尸检的脏器发生了什么病变？请作出病理诊断。其发生原因是什么？

（3）各脏器的病变有何联系（请用箭头表示其联系）？

任务四　实　践　练　习

（1）绘出肝细胞水变性的光镜下病变形态。

（2）绘出肝细胞脂肪变性的光镜下病变形态。

（3）在图 2-15 标出肉芽组织的镜下形态结构名称。

任务五　课外拓展活动

　　请同学们以 5～8 人为一个小组，到医院的急诊科或外科，访问一些外伤或手术患者，认识感染伤口及无菌伤口的特点，比较其伤口修复的情况及愈合的时间长短，并了解创伤的局部临床表现和全身反应。

　　任务提示如下。

（1）教师联系好医院的相关科室。

（2）教师指导小组成员设计一份访问患者的相关问卷。

（3）以小组为单位到医院访问患者，回来后各小组成员通力合作，共同完成一份调查报告。

（4）各小组的代表向全班的同学作汇报，教师和其他小组学生共同参与评价。教师可根据小组成员完成任务的情况给予打分。

思考题

1. 根据心脏萎缩和肥大的肉眼形态特点，你认为心脏萎缩和肥大对心脏功能会有什么影响？如果患者年龄未知，该如何判断心脏是萎缩还是肥大呢？

2. 试比较肝细胞水变性及肝细胞脂肪变性的肉眼形态有什么不同？

3. 一般凝固性坏死与干酪样坏死有何不同？

4. 肝和脑的液化性坏死是怎样发生的？

5. 常见的坏死类型有哪些？各有何形态特征？

6. 肝细胞水变性和肝细胞脂肪变性镜下形态有何异同？

参考答案

【病例讨论题】

（1）略。

（2）尸检的脏器病变及原因如下。

① 高血压性心脏肥大，为高血压病，心脏长期后负荷增加所致。

② 肝细胞水变性及脂肪变性，由感染致败血症、慢性淤血、缺氧等引起。

③ 肾细胞水变性，原因包括高血压性肾病、感染等。

④ 左足干性坏疽，原因是动脉粥样硬化，血栓栓子脱落引起足动脉栓塞，足部缺血，皮肤破损继发细菌感染。

⑤ 脑萎缩，原因是长期高血压，脑动脉粥样硬化致脑组织缺血缺氧。

（3）各脏器的病变联系如下图（图 2-17）。

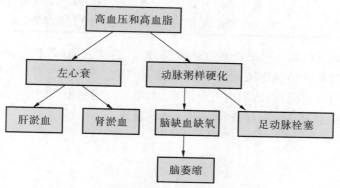

图 2-17　各脏器的病变联系

【思考题】

1. 心脏萎缩时心肌收缩力下降，心功能下降，可致心力衰竭。心脏肥大早期心肌收缩力可提高，此时属于代偿性肥大；当超过代偿限度时，心肌收缩力也会下降，严重者也可致心力衰竭。

当未知患者年龄时，肉眼大致判断心脏是肥大还是萎缩，先看看心脏大小、重量、体积是否低于平均水平。另外，若心包膜皱缩，心脏表面冠状动脉突出屈曲，心尖部变锐，心肌厚度变薄，多见褐色素沉积者，则为心脏萎缩；反之，如果心脏大小、重量、体积高于平均水平，心包膜光滑，心尖饱满，心室肌层增厚，室腔变小，心室内肉柱及乳头肌增粗缩短，则为心脏肥大。

2. 细胞水变性的肝脏包膜紧张，切缘外翻、实质隆起；表面及切面颜色变淡，苍白，表面浑浊无光泽；脂肪变性的肝脏可有包膜紧张，切缘外翻、实质隆起，但表面及切面颜色变黄，有油腻感，质软。

3. 凝固性坏死的组织灰白，干燥，质地坚实，镜下原有组织轮廓残影可以保持较长时间；干酪样坏死呈黄白色，细腻似奶酪，质脆易脱落，镜下坏死处不见原有组织轮廓，组织坏死彻底。

4. 肝的液化性坏死常由于细菌（如金黄色葡萄球菌）产生的毒素使局部组织发生化脓性炎，炎灶内的坏死组织继而由大量中性粒细胞释放的蛋白酶将其溶解液化，从而形成液化性坏死物。脑的液化性坏死常见于乙型脑炎病毒感染或脑组织缺血缺氧，由于脑组织中含可凝固的蛋白质少，磷脂和水分多，酶性溶解占优势，坏死组织被溶解呈液态，形成囊状软化灶，亦称脑软化。

5. 常见坏死有凝固性坏死、液化性坏死和坏疽三种，其形态特征比较如表 2-1 所示。

表 2-1　常见的坏死类型

类　　型	肉　眼　形　态
凝固性坏死	坏死物干燥；灰白或灰黄色、质实
液化性坏死	坏死物呈液态，周围常有纤维组织增生形成包裹
坏疽	① 干性坏疽，坏死区黑褐色，干燥，皱缩，与正常组织分界清楚； ② 湿性坏疽，坏死区呈黑色或污绿色，肿胀，与正常组织分界不清； ③ 气性坏疽，坏死区肿胀，暗棕色，内含气泡呈蜂窝状

6. 肝细胞水变性镜下可见肝细胞弥漫性肿大，胞质淡染，疏松呈网状、清亮，核居中，可稍大，重度水肿的细胞胀肿呈球形，胞质几乎完全透明（气球样变）；肝细胞脂肪变性镜下肝细胞肿大变圆，胞质内可见圆形、大小不一的空泡（制片时脂肪被有机溶剂溶解之故），常见空泡将细胞核挤到细胞一侧的现象。

项目三
局部血液循环障碍

项目描述

学会观察局部血液循环障碍的各种病变表现;理解淤血、血栓形成、栓塞、梗死之间的相互联系。

实验目标

1. 能肉眼识别淤血、血栓形成、梗死等病变的大体形态特征。
2. 能用显微镜观察淤血、血栓形成、梗死等病变的病理形态特点。
3. 掌握描述、绘图和分析、讨论病例的方法,提高学习效果。
4. 展开课堂讨论,训练语言表达能力,提高病理联系临床和分析解决问题的能力。

任务要求

在教师的指导下分组进行实验观察,观察任务如下。

大 体 标 本	病 理 切 片
1. 肺淤血(左心衰所致肺淤血)	重点切片
2. 肝淤血(右心衰所致肝淤血)	1. 慢性肝淤血
3. 脑出血(高血压脑出血)	2. 肺淤血
4. 静脉红色血栓	3. 混合血栓
5. 脾贫血性梗死	示教切片
6. 肠出血性梗死	1. 透明血栓
7. 白色血栓	2. 脾贫血性梗死
	3. 肠出血性梗死

任务一　大体标本观察

大体标本 1　肺脏

简要病史：患者，男性，患高血压病 10 余年，活动后心悸、气促 1 年，呼吸困难加重伴咳粉红色泡沫痰半月。死于左心衰。

肉眼形态：见图 3-1。

（1）肺脏体积增大，重量约 700 g，颜色暗红，边缘比较钝圆。

（2）切面有大量粉红色泡沫状液体流出。

诊断：肺淤血（左心衰致肺淤血）。

大体标本 2　肝脏

简要病史：男性，68 岁，肺心病患者，近日病情进一步恶化，咳嗽、气急、心悸，不能平卧而入院。经抢救治疗无效死亡。

肉眼形态：见图 3-2。

（1）肝脏体积增大约 1 800 g，被膜紧张，质软。

（2）肝切面布满暗红色淤点、淤斑，大部分互相融合成条状，其周围组织呈黄色，并可见褐黄相间花纹，状似槟榔。

诊断：肝淤血（右心衰所致肝淤血）。

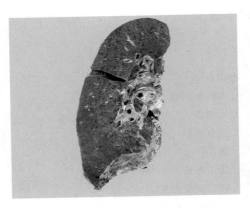
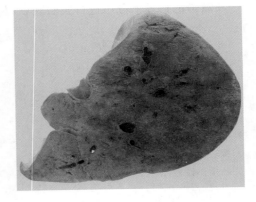

图 3-1　肺淤血（左心衰所致肺淤血）　　　图 3-2　肝淤血（右心衰所致肝淤血）

大体标本 3　脑

简要病史：女性，66 岁，患高血压病十余年，近来常有便秘，三天前大便时突然跌倒，随后昏迷而入院。

肉眼形态：见图 3-3。

（1）在大脑冠状切面上，可见一侧的内囊处有一大片血凝块。

（2）局部脑组织被挤压破坏。

（3）出血已流入侧脑室。

诊断：脑出血（高血压脑出血）。

大体标本 4　静脉

简要病史：女性，36 岁，10 年前在当地县医院行"剖宫产术"后出现左下肢肿胀、疼痛。

肉眼形态：见图 3-4。

（1）在左下肢静脉血管腔内有血栓形成，血管腔被完全阻塞。

（2）血栓切面暗红色，与血管壁紧贴。

诊断：静脉红色血栓。

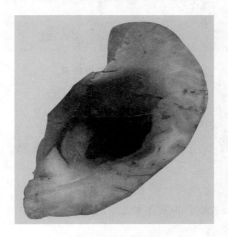

图 3-3　脑出血（高血压脑出血）

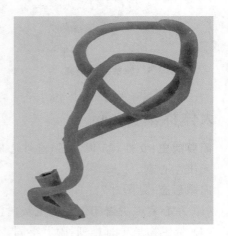

图 3-4　静脉红色血栓

大体标本 5　脾

简要病史：男性，56 岁，因左上腹剧烈疼痛 6 小时而入院，行脾切除术。

肉眼形态：见图 3-5。

（1）脾表面皱缩。

（2）脾脏的切面上，脾尖处见一个呈楔形（立体为锥形）、灰白色的病灶。

（3）病灶区质地坚实、干燥，该处脾的正常结构消失，边界清楚；与正常组织交界处可见暗红色充血出血带。

诊断：脾贫血性梗死。

大体标本 6　小肠

简要病史：患者因肠扭转死亡。

肉眼形态:见图 3-6。

（1）肠管为小肠,肠壁呈暗红甚至紫黑色。

（2）肠壁明显肿胀增厚,无光泽,质地脆。

（3）肠腔内充满混浊的暗红色物质。

诊断:肠出血性梗死。

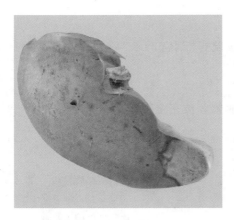

图 3-5　脾贫血性梗死

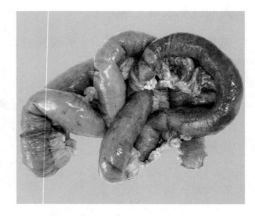

图 3-6　肠出血性梗死

大体标本 7　心

简要病史:女性,35 岁,患风湿性心脏病数年,心悸、气喘等症状加重伴发热 5 个月。死于左心衰。

肉眼形态:见图 3-7。

（1）左心室二尖瓣闭锁缘上见灰白色、粟粒大小的赘生物。

（2）赘生物呈单行排列,附着牢固,不易脱落。

诊断:白色血栓。

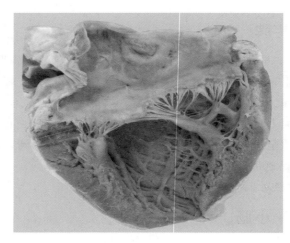

图 3-7　白色血栓

任务二　病理切片观察

病理切片 1　肝脏组织

简要病史: 同本项目大体标本 2。

镜下形态: 见图 3-8。

(1) 中央静脉及周围的肝窦明显扩张,充满红细胞。

(2) 肝细胞索萎缩、断裂,中央静脉周围更为明显。

(3) 小叶周边肝细胞可见水变性或脂肪变性。

诊断: 慢性肝淤血。

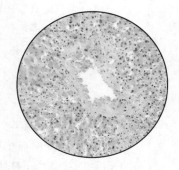

图 3-8　慢性肝淤血(病理切片)

病理切片 2　肺组织

简要病史: 同本项目大体标本 1。

镜下形态: 见图 3-9。

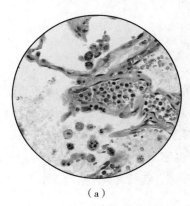

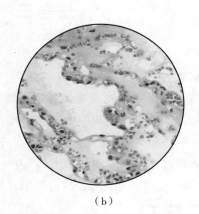

（a）　　　　　　　　　　　　　　　　（b）

图 3-9　肺淤血(病理切片)

(1) 肺泡壁毛细血管及小静脉高度扩张充血。

(2) 有些肺泡腔内可见均匀、粉红色的水肿液和漏出的红细胞。

(3) 肺泡腔内可见棕褐色的心力衰竭细胞,散在或成团分布。

诊断: 肺淤血。

病理切片 3　血管

简要病史: 见本项目大体标本 7。

镜下形态: 见图 3-10。

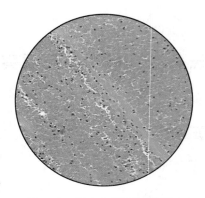

图 3-10　混合血栓（病理切片）

（1）血管腔扩大，管壁一侧为粉红色和红色相间的板层状结构。

（2）粉红色部分由血小板构成，其周边有很多白细胞。

（3）红色网状结构由纤维蛋白组成，其中有大量红细胞。

诊断：混合血栓。

任务三　病 例 讨 论

【病史摘要】

患者，男性，22 岁，反复发作性两膝及左肩关节肿痛，伴发热 5 年，3 年来活动后心慌、气喘，近 20 天来出现咳嗽、咳痰，痰中带血，双下肢水肿，不能平卧。体格检查：体温 37.9 ℃，脉搏 180 次/分，呼吸 45 次/分，口唇及指（趾）发绀。颈静脉怒张，双肺湿啰音，心浊音界向左侧明显扩大，心尖区有 Ⅲ 级收缩期杂音和舒张期杂音。肝缘在右肋下 3 cm，剑突下 4 cm，双下肢凹陷性水肿。入院后病情恶化，抢救无效死亡。

【尸检摘要】

（1）心脏：体积增大呈球形，重量 320 g（正常约 250 g），左、右心房室壁增厚，心腔扩张。二尖瓣口约小指尖大，呈鱼口状，瓣膜增厚变硬，腱索增粗，乳头肌肥大。心包积液。光镜：心肌纤维明显增粗。

诊断：_____

（2）肝：肝体积增大，重量 1 800 g，边缘钝圆，质实，暗红色；切面呈红黄相间的花纹状结构。光镜：肝小叶中央静脉及周围肝窦扩张，充满红细胞，肝细胞体积变小；中央静脉周围的肝细胞萎缩甚至消失；肝窦变窄，小叶周边部分肝细胞胞质出现大小不等圆形空泡。

诊断：_____

（3）肺：体积增大，色暗红。光镜：肺泡壁血管扩张，充血，肺泡内可见大量浆液、红细胞及大量含有含铁血黄素的巨噬细胞。

诊断：_____

（4）脾：体积增大，切面暗红色。

诊断：_____

【病例讨论题】

（1）实验前准备好临床病理讨论的发言提纲。

（2）以上尸检的脏器各发生了什么病变？请作出病理诊断。其发生原因是什么？

任务四　实 践 练 习

（1）标出慢性肝淤血（图3-8）的病变。

（2）绘出肺淤血的光镜下病变特征。

（3）标出混合血栓（图3-10）的镜下形态结构名称。

任务五　课外拓展活动

要求同学们以5～8人为一个小组，通力合作，查找资料，共同设计肺淤血或空气栓塞的动物实验，完成设计后提交给老师，由老师与同学们共同选择较好的设计方案，并由同学按方案共同完成本次实验。

思考题

1.为什么脾的贫血性梗死灶切面呈三角形？

2.根据文中梗死灶的形态特点，试述出血性梗死、贫血性梗死的区别。

3.试说出血栓的类型及其形态特点。

参考答案

【病例讨论题】

（1）略。

（2）各脏器发生的病变及原因如下。

① 风湿性心脏病失代偿性全心肥大：心脏长期负荷增加所致。

② 慢性肺淤血：左心衰引起。

③ 慢性肝淤血伴肝脂变（槟榔肝）：风湿性心脏病、右心衰、体循环淤血、缺氧等引起。

④ 慢性脾淤血：风湿性心脏病、右心衰、体循环淤血、缺氧等引起。

【思考题】

1. 由于脾动脉经脾门进入脾脏，呈锥形分支分布于脾脏，故其由脾动脉分支阻塞形成的梗死灶呈锥体形，切面呈楔形或三角形。

2. 出血性梗死、贫血性梗死的区别如表 3-1 所示。

表 3-1　贫血性梗死和出血性梗死的区别

类　型	原因及条件	好发器官	病变特点
贫血性梗死	动脉腔阻塞，动脉持续性痉挛，动脉受压，侧支循环不能建立	组织结构致密、侧支循环不丰富的器官，如心、脑、脾、肾	颜色灰白，境界清楚，周围有明显的充血出血带。脾、肾的梗死灶呈锥体形，心、脑梗死灶呈不规则形；脑梗死为液化性坏死，其余为凝固性坏死
出血性梗死	在动脉血供中断前先有严重淤血	组织结构疏松、侧支循环丰富或有双重血液供应的器官，如肺、肠	颜色暗红，境界不清，出血带不明显。肺梗死灶呈锥体形，肠梗死灶呈节段性；均属凝固性坏死，且伴有弥漫性出血

3. 血栓的类型及其形态特点如表 3-2 所示。

表 3-2　血栓的类型及其形态特点

类　型	成　分	特　点	发　生　部　位
白色血栓（头部）	血小板和少量纤维蛋白	灰白色、质地较硬，与发生部位黏着紧密，不易脱落	心脏、动脉、静脉内膜
混合血栓（体部）	血小板梁及其间的纤维蛋白网罗的红细胞	红白相间层状结构，易脱落	静脉、心房、动脉瘤内
红色血栓（尾部）	纤维蛋白网眼内充满红细胞	暗红色、易脱落	静脉
透明血栓	纤维蛋白	镜下呈嗜酸性粉红色均质状	微循环血管内

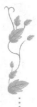

项目四
炎　症

项目描述

认识炎症的病理变化,熟悉各种类型炎症的形态特点及其临床表现。

实验目标

1.能肉眼识别各类型炎症的大体形态。

2.能用显微镜观察炎症的基本病理形态特征,并区分炎性肉芽组织与炎性肉芽肿的形态。

3.能用显微镜观察炎症细胞的形态,理解其功能和临床意义。

4.掌握描述、绘图和分析、讨论病例的方法,提高学习效果。

5.开展课堂讨论,训练语言表达能力,提高病理联系临床和分析、解决问题的能力。

任务要求

在教师的指导下分组进行实验观察,观察任务如下。

大 体 标 本	病 理 切 片
1.肺结核、纤维素性胸膜炎 2.化脓性纤维素性心包炎 3.气管、支气管假膜性炎(气管白喉) 4.多发性肝脓肿合并胆道蛔虫症 5.流行性脑脊髓膜炎 6.阑尾及阑尾炎 7.慢性胆囊炎并胆石形成 8.肺脓肿 9.慢性扁桃体炎 10.鼻腔慢性炎性息肉	重点切片 1.急性阑尾蜂窝织炎 2.肺脓肿 3.鼻腔慢性炎性息肉 示教切片 1.结肠假膜性炎 2.异物巨细胞 3.肝脓肿 4.急性阑尾蜂窝织炎

任务一　大体标本观察

大体标本 1　肺及胸膜

简要病史：男性,45 岁,既往有结核病史。近期感畏寒、发热、剧烈的针刺样胸痛,伴有干咳、呼吸急促。右侧呼吸运动受限及呼吸音减弱,可闻及胸膜摩擦音。患者死于呼吸衰竭。

肉眼形态：见图 4-1。

(1) 右肺切面可见多处灰黄色干酪样坏死。

(2) 胸膜增厚 0.3～0.5 cm 不等,呈灰白色,与肺膜紧密粘连,胸膜腔消失。

诊断：肺结核、纤维素性胸膜炎。

大体标本 2　心脏

简要病史：男婴,9 个月,因多发性皮肤疖肿死于脓毒败血症。

肉眼形态：见图 4-2。

(1) 剪开心包可见脏层及壁层心包之间有部分粘连,心包膜增厚达 0.5 cm。

(2) 心包两层的内表面有灰黄色或灰白色膜样或绒毛状渗出物被覆,部分伴出血坏死(暗红色区),致使心脏表面结构(如冠状血管等)不清晰。

(3) 心包腔内有少量脓液,已在剪开心包时流失。

诊断：化脓性纤维素性心包炎。

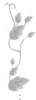
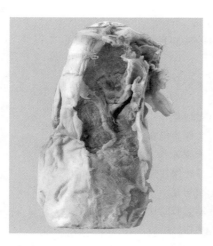

图 4-1　肺结核、纤维素性胸膜炎

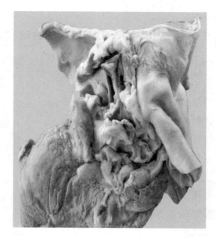

图 4-2　化脓性纤维素性心包炎

大体标本 3　气管及肺组织

简要病史：男性,4 岁,咽部疼痛伴高热一周,高度乏力、呼吸困难、脉搏细速,不治而亡。

肉眼形态：见图4-3。

剪开气管、支气管，见气管、支气管的黏膜表面覆有一层灰白色膜状渗出物，即假膜。大部分假膜剥离或脱落，其深部支气管的黏膜粗糙无光泽。肺的切面结构较疏松，部分区域见灶性实变区。

诊断：气管、支气管假膜性炎（气管白喉）。

大体标本4　肝

简要病史：女性，41岁，3个月前剑突下偏右方出现阵发性剧痛，恶心，剧烈呕吐，伴间歇性寒战、发热半个月。

肉眼形态：见图4-4。

（1）肝脏略肿大。

（2）前后切面见多个大小不一、形状不规则的灰黄色病灶。

（3）部分病灶内壁仍黏附着灰黄色的脓性物质，多数液化性物质在切开标本时已经流失，留下一些大小不一的脓腔，其外有薄层灰白色脓肿膜包绕。

（4）切面可见肝内胆管多处有蛔虫阻塞现象。

诊断：多发性肝脓肿合并胆道蛔虫症。

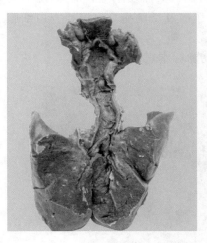
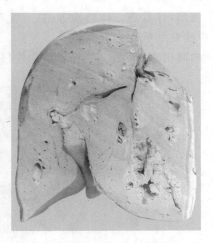

图4-3　气管、支气管假膜性炎（气管白喉）　　　图4-4　多发性肝脓肿合并胆道蛔虫症

大体标本5　脑

简要病史：男性，11岁，近期有慢性中耳炎急性发作史，因头痛剧烈、呕吐、意识障碍入院。入院后血液检查外周血象显示白细胞显著增多，中性粒细胞比例增高，血沉加快。

肉眼形态：见图4-5。

（1）侧面观脑膜表面血管清晰可见（沿脑沟走行的呈黑色条索状物为扩张充血的血管）。

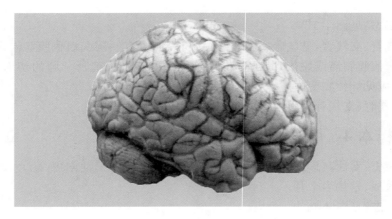

图 4-5 流行性脑脊髓膜炎

（2）脑顶、枕、前额部可见黄白色脓性渗出物积于脑沟内，使脑沟变浅、脑回增宽。

诊断：流行性脑脊髓膜炎。

大体标本 6 阑尾

简要病史：患者（图 4-6 标本（c）、（d）的来源者）突然发作上腹部痛，随后为转移性右下腹痛，伴发热。体格检查：右下腹有明显压痛及反跳痛。血液检查白细胞总数升高，中性粒细胞比例增高。

肉眼形态：见图 4-6（标本均为外科手术切除标本）。

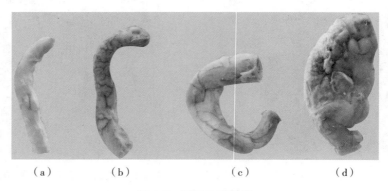

（a）　　　　　（b）　　　　　（c）　　　　　（d）

图 4-6 阑尾及阑尾炎

标本（a）　正常阑尾，作对照。

标本（b）　阑尾略肿大，灰白色，质韧。浆膜面可见少量血管扩张充血，为慢性阑尾炎。

标本（c）　阑尾肿大，暗红色，浆膜面可见血管扩张充血，为急性单纯性阑尾炎。

标本（d）　阑尾肿胀，明显增粗，暗红色，浆膜面血管扩张充血明显，浆膜被覆灰黄色渗出物，为急性阑尾蜂窝织炎。

大体标本7 胆囊

简要病史:女性,45 岁,肥胖,平时经常有右上腹部隐痛、腹胀、恶心和厌油腻食物等症状,有时则感右肩胛下、右季肋或右腰等处隐痛,右上腹肋缘下有轻度压痛。B 超检查可见胆囊增大,排空功能障碍。经胆囊造影显示有结石,手术摘除胆囊。

肉眼形态:见图 4-7。

(1) 胆囊增大,大小约 7 cm×5 cm×4 cm,囊壁厚 0.3~0.8 cm,灰白色。

(2) 胆囊腔内为多发性沙粒状棕黑色的结石。

诊断:慢性胆囊炎并胆石形成。

大体标本8 肺

简要病史:男性,66 岁,发热、咳脓血痰 1 个月,临床诊断为支气管肺炎。

肉眼形态:见图 4-8。

(1) 右肺中叶组织,中间切开处见一个囊腔,大小为 5.0 cm×4.5 cm×3.5 cm,囊内含大量灰黄、灰褐色坏死物,坏死物黏附于囊壁。

(2) 周围肺组织的切面可见灰红、灰黄色斑片状病灶。

诊断:肺脓肿。

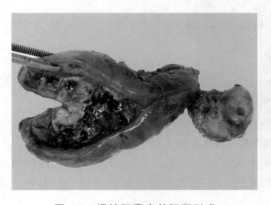
图 4-7 慢性胆囊炎并胆石形成

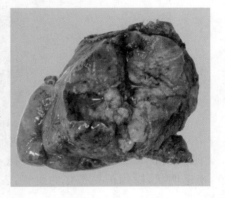
图 4-8 肺脓肿

大体标本9 双侧扁桃体

简要病例:女性,23 岁,常有咽部肿痛、发干、异物感、口臭等症状。

肉眼形态:见图 4-9。

双侧扁桃体慢性充血肿大,表面不平,隐窝口封闭,附有黄白色小点或脓性分泌物。

诊断:慢性扁桃体炎。

大体标本10 鼻腔肿物

简要病史:男性,32 岁,有慢性鼻窦炎病史多年,持续性鼻塞、流涕、头痛。近一个

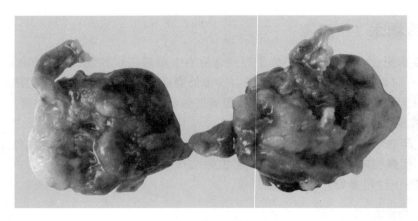

图 4-9　慢性扁桃体炎

月来鼻塞、头痛加重,鼻涕不易擤出。作鼻息肉切除手术。

　　肉眼形态:见图 4-10。

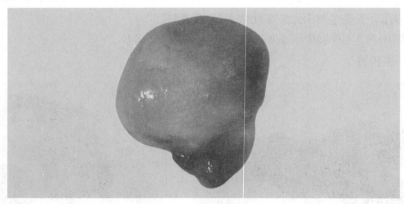

图 4-10　鼻腔慢性炎性息肉

　　通过鼻镜见上鼻甲下部附着肿物,大小为3.5 cm×2.0 cm×3.0 cm,灰白间淡红色,半透明状,隐约可见扩张的血管,表面光滑。外观如剥壳的荔枝肉状,质软,触之不易出血。

　　诊断:鼻腔慢性炎性息肉。

任务二　病理切片观察

病理切片 1　阑尾组织

　　简要病史:见大体标本 6。

　　镜下形态:见图 4-11。

　　请根据以下提示自行观察和描述病变。

提示:(1)病变是弥漫于阑尾各层还是局限的?

(2)阑尾各层是否有充血、水肿?

(3)浸润的炎症细胞主要是哪一类?哪一层的浸润最明显?

(4)阑尾各层是否发生变质?程度如何?

诊断:急性阑尾蜂窝织炎。

病理切片 2　肺组织

简要病史:见大体标本 8。

镜下形态:见图 4-12。

(1)病灶内肺组织已被破坏,聚集大量中性粒细胞或脓细胞及溶解液化的坏死组织。

(2)坏死物周围可见纤维组织增生包绕,浸润的炎症细胞包括中性粒细胞、淋巴细胞及单核细胞。

诊断:肺脓肿。

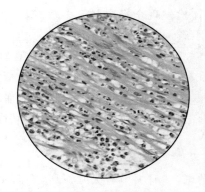

图 4-11　急性阑尾蜂窝织炎(病理切片)

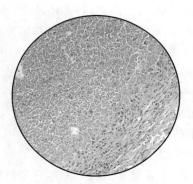

图 4-12　肺脓肿(病理切片)

病理切片 3　鼻腔肿物

简要病史:见大体标本 10。

镜下形态:见图 4-13。

(1)肿物表面被覆单层柱状上皮或假复层纤毛柱状上皮,部分切片可见鳞状化生。

(2)肿物主要由增生的柱状或立方形上皮细胞所形成的腺管组成,有的腺管扩张形成小囊,其中充满黏液。

(3)腺管之间为水肿的疏松纤维组织,其中可见多量慢性炎症细胞浸润,以淋巴细胞、浆细胞为主。

诊断:鼻腔慢性炎性息肉。

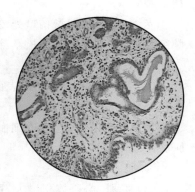

图 4-13　鼻腔慢性炎性息肉
(病理切片)

病理切片 4　胃溃疡底部

简要病史：见项目二病理切片 3。
镜下形态：见项目二病理切片 3。
诊断：肉芽组织。

任务三　病 例 讨 论

【病史摘要】

患者，男性，42 岁，农民。因左手拇指割伤化脓 1 周，畏寒、发热 2 天入院。1 周前在劳动时左手拇指被镰刀割伤，3 天后局部红肿加重并出现化脓，自己用小刀切开脓肿，挤出脓液，之后出现左腋窝淋巴结肿痛。入院前 2 天感觉畏寒、发热、局部疼痛加剧，入院当天高热，神志不清，急诊入院。入院体检发现全身皮肤有多数淤斑，散在各处，左手臂下部发红肿胀，左腋窝淋巴结肿大、压痛。

实验室检查：红细胞 3.5×10^{12}/L（正常值（$4.0 \sim 5.5$）$\times 10^{12}$/L）；白细胞 25.0×10^9/L（正常值（$4.0 \sim 10.0$）$\times 10^9$/L），其中中性粒细胞占 75%（正常值 50%~70%），单核细胞占 2%（正常值 3%~8%），淋巴细胞占 23%（正常值 25%~30%）。血培养：溶血性链球菌和葡萄球菌阳性。入院行抗感染治疗，并作左手拇指局部切开引流术。术后持续高热、寒战，5 天后死亡。

【尸检摘要】

体表检查见躯干上部有多数散在分布的淤斑，左肩关节有大片淤斑，左腋窝淋巴结肿大。各脏器病变如下。

（1）左手及左手臂：左手拇指外侧有一处 1 cm 长的外伤创口，表面有脓性渗出物覆盖。左手腕关节内上有外科切开引流切口，从手掌向上 18 cm，左手臂皮肤呈弥漫性红肿。

光镜：①左手拇指伤口处皮肤组织内有脓腔形成，脓腔内积集大量中性粒细胞及脓细胞；②左手臂皮下疏松结缔组织内有大量中性粒细胞及脓细胞弥漫性浸润。

诊断：_____

（2）肺：两肺明显肿大，表面广泛充血、实变，有多数大小不等的出血区及多数灰黄色粟粒大的脓肿灶。

光镜：两肺的肺泡壁毛细血管及肺静脉分支扩张充血，有多数出血性梗死灶伴小脓肿形成。

诊断：_____

（3）心脏：心脏体积增大，重量 310 g（正常心脏重 270 g 左右），心外膜有散在出血点。

光镜：①心肌纤维体积明显肿大，胞质疏松，染色变淡；②心壁各层明显充血，心外膜有散在点灶状出血。

诊断：＿＿＿＿＿＿＿＿＿＿＿＿＿＿＿＿＿＿＿＿＿＿＿＿＿＿＿＿

（4）肝和脾：肝肿大，重 1 800 g，切缘外翻，表面和切面的色泽淡红、混浊。脾脏有散在出血点。

光镜：①肝小叶中央静脉明显扩张充血；②肝索增粗，肝细胞体积明显肿大，胞质疏松，染色变淡或胞质稀少、透亮，使整个肝细胞膨大如气球状；③肝窦变窄，小叶周边部分肝细胞胞质出现圆形空泡；④脾间质内有散在出血灶。

诊断：＿＿＿＿＿＿＿＿＿＿＿＿＿＿＿＿＿＿＿＿＿＿＿＿＿＿＿＿

（5）肾和肾上腺：肿大，色红；切面实质增厚，混浊无光泽；肾上腺有散在出血点。

光镜：①肾近曲小管增大，管腔狭窄而不规则，上皮细胞体积增大，胞质丰富淡染，可见多数红色细小颗粒，核居中；②肾间质血管明显扩张充血；③肾上腺间质内有散在点灶状出血。

诊断：＿＿＿＿＿＿＿＿＿＿＿＿＿＿＿＿＿＿＿＿＿＿＿＿＿＿＿＿

（6）脑：明显充血，脑沟变浅，脑回变宽，脑实质变厚。

诊断：＿＿＿＿＿＿＿＿＿＿＿＿＿＿＿＿＿＿＿＿＿＿＿＿＿＿＿＿

【病例讨论题】

（1）实验前准备好临床病理讨论的发言提纲。

（2）以上尸检的各脏器分别发生了什么病变？请作出诊断。

（3）分析此患者病变的发生发展过程，并归纳其死亡原因。

（4）炎症的结局有哪些？本例属于何种结局？

任务四　实　践　练　习

(1)绘出急性阑尾蜂窝织炎的镜下形态特点。

(2)标出肺脓肿(图 4-12)的光镜下形态结构名称。

(3)标出鼻腔慢性炎性息肉(图 4-13)的镜下形态结构名称。

(4)画出各种炎症细胞，并说出其渗出的临床意义。

任务五　课外拓展活动

要求同学们以 5～8 人为一个小组，到医院的急诊科或外科，访问一些感染的患者，认识炎症的特点，了解炎症的局部临床表现和全身反应。

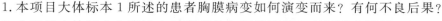

思考题

1. 本项目大体标本 1 所述的患者胸膜病变如何演变而来？有何不良后果？
2. 本项目大体标本 2 所述心包病变是如何发生的？有何不良后果？
3. 根据本项目大体标本 5 患者病变特点，分析该患者死亡的原因是什么？
4. 试分析肺脓肿与急性阑尾蜂窝织炎镜下的不同点。

参考答案

【病例讨论题】

（1）略。

（2）各脏器发生的病理变化如下。①左手及左手臂：左手拇指急性化脓性炎（外伤创口长 1 cm）；左手臂急性蜂窝织炎。②肺：两肺多处出血性梗死,细菌性栓塞伴脓肿形成（败血性梗死）。③心：中毒性心肌炎伴心外膜出血。④肝、脾：中毒性肝炎,脾出血。⑤肾及肾上腺：中毒性肾炎伴肾上腺出血。⑥脑：中毒性脑炎。

（3）患者因左手拇指镰刀割伤,未及时消毒处理引起伤口化脓菌感染,此时为局限性化脓炎。接着患者用小刀自行切开挤脓,一方面小刀未经严格消毒,另一方面挤脓可加速组织坏死、脓液中的病原菌扩散,导致左手臂急性蜂窝织炎。由于感染的化脓菌即溶血性链球菌和葡萄球菌通过受损血管入血（实验室检查：血培养溶血性链球菌和葡萄球菌阳性,显示已存在菌血症）。化脓菌在血液中繁殖和释放毒素并扩散至全身多个脏器,进一步引起脓毒败血症。脓毒败血症波及两肺,引起肺组织血管广泛细菌性栓塞出现败血性梗死和脓肿形成；细菌的毒素随血流至其他脏器如心、肝、肾、脑,引起这些脏器的实质细胞中毒性损伤而发生变性,分别导致中毒性心肌炎、中毒性肝炎、中毒性肾炎、中毒性脑炎；细菌随血流至全身各组织器官的血管,使这些血管发生细菌性栓塞,血管壁损伤而通透性增高,引起广泛性出血,从而导致心外膜、肾上腺、脾等脏器出血和全身多处皮肤如躯干上半部及左肩关节皮下出血（淤斑）。患者最后死于呼吸循环衰竭。

（4）炎症的结局如下。①痊愈：完全痊愈,不完全痊愈。②迁延不愈转为慢性。③蔓延扩散：局部蔓延,淋巴道扩散,血道扩散（菌血症、毒血症、败血症、脓毒败血症）。

本例属于蔓延扩散,包括局部蔓延和血道扩散（脓毒败血症）。

【思考题】

1.①胸膜病变多由肺原发灶或肺门淋巴结病灶中的病原菌播散至胸膜引起,或为弥散在胸膜的结核杆菌的菌体蛋白引起变态反应,病变主要为浆液纤维素性炎,浆液纤维素渗出到胸膜的壁层和脏层之间即胸膜腔内。当浆液渗出少而纤维素渗出多时,纤维素不能被完全吸收而被肉芽组织机化,使胸膜增厚粘连。②该病变可造成患者胸痛和呼吸困难。

2.①多发性皮肤疖肿病情加重时，化脓菌侵入血液，在血液中繁殖并释放毒素，化脓菌随血液播散至心包膜（脓毒败血症），引起心包膜化脓性纤维素性炎，在心包腔内（心包脏层及壁层间）出现纤维素性炎、化脓性炎和出血性炎，甚至坏死。心包两层的内表面的灰黄色或灰白色膜样或绒毛状被覆物即是脓性和纤维素性渗出物，部分心包膜出现暗红色区是由出血和坏死造成的。渗出的纤维素被机化而使心包脏层和壁层间有部分粘连，心包膜增厚。②影响心脏的收缩和舒张功能，引起血液循环障碍。

3.①气管、支气管黏膜组织炎性充血、高度水肿，管壁明显增厚，管腔变窄甚至闭塞；②气管、支气管黏膜组织炎性分泌物明显增多导致管腔阻塞；③气管假膜脱落伴出血（血肿或血凝块）堵塞气管。

4.①肺脓肿病变比较局限（脓肿灶局限于肺小叶内），脓肿灶与周边肺组织分界清楚；肺脓肿多为葡萄球菌感染引起的局限性化脓性炎。②急性阑尾蜂窝织炎则多由溶血性链球菌感染引起的弥漫性化脓性炎。

项目五
肿　瘤

 项目描述

学会观察肿瘤的大体标本,初步掌握肿瘤的镜下特征。

 实验目标

1.熟悉肿瘤标本的观察方法。

2.能够识别良、恶性肿瘤的大体形态特点;熟悉肿瘤的生长方式和转移途径。

3.学会使用显微镜观察常见的良、恶性肿瘤的组织结构,理解肿瘤的异型性与分化的关系及意义;掌握良、恶性肿瘤的区别。

4.初步学会区分癌与肉瘤的病变特点。

5.开展课堂讨论,训练语言表达能力,提高病理联系临床和分析解决问题的能力。

 任务要求

在教师的指导下分组进行实验观察,观察任务如下。

大 体 标 本	病 理 切 片
1.卵巢囊性畸胎瘤	重点切片
2.纤维瘤	1.皮肤乳头状瘤
3.皮下脂肪瘤	2.皮肤鳞状细胞癌
4.阴茎癌	3.纤维瘤
5.乳腺癌	4.纤维肉瘤
6.浸润型胃癌	5.直肠腺癌
7.溃疡型胃癌	示教切片
8.绒毛膜癌肝脏转移	1.癌巢
9.纤维肉瘤	2.鳞状细胞癌的角化珠
10.胃间质瘤	3.恶性肿瘤细胞的核分裂象
11.结肠多发性息肉病	4.单核/多核瘤巨细胞
	5.原位癌

任务一　大体标本观察

大体标本 1　卵巢肿物

简要病史: 女性,33岁,体检时发现右侧卵巢肿物半年余。

肉眼形态: 见图5-1。

(1) 肉眼已看不到卵巢的正常结构。肿物约为拳头大,包膜完整,表面光滑。

(2) 肿物为囊性结构,囊壁厚为0.1~0.5 cm。

(3) 囊内充满乳白色油脂样物质,切开标本时已流失。

(4) 部分囊内壁附着结节状肿块,有脂肪(黄色)、毛发等成分。

诊断: 卵巢囊性畸胎瘤。

大体标本 2　皮下肿物

简要病史: 男性,47岁,左下肢实性包块2年,境界清楚,可移动。

肉眼形态: 见图5-2。

肿物呈扁圆形结节状,大小为7 cm×5 cm×4 cm,有完整包膜,切面见灰白色纤维束,呈编织状交错排列。

诊断: 纤维瘤。

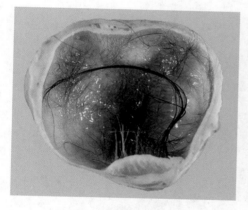

图 5-1　卵巢囊性畸胎瘤

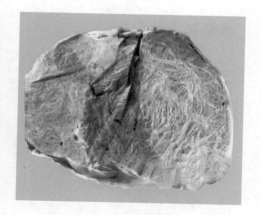

图 5-2　纤维瘤

大体标本 3　皮下肿物

简要病史: 女性,32岁,右前臂隆起软性包块4~5年。

肉眼形态: 见图5-3。

肿物为黄色扁圆形,大小为5.0 cm×3.0 cm×1.5 cm,表面有完整灰白色薄层包膜,并有少量灰白色纤维条索分隔成分叶状,肿物质软,有油腻感。

诊断:皮下脂肪瘤。

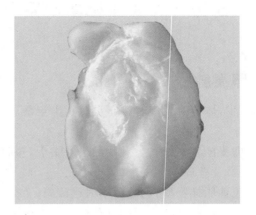

图 5-3　皮下脂肪瘤

大体标本 4　阴茎肿物

简要病史:男性,53 岁,发现阴茎包块 2 年,作肿物摘除术。

肉眼形态:见图 5-4。

(1)阴茎龟头部至根部有一肿物,表面呈菜花状,局部呈污黄色(坏死)及暗黑色(出血),质地脆硬。

(2)阴茎纵切开,灰白色的肿瘤组织已浸润至阴茎深部,与周围正常组织分界不清。

诊断:阴茎癌。

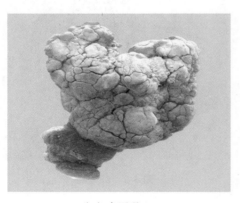
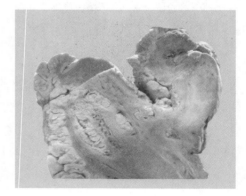

（a）表面观　　　　　　　　　　　　　　（b）纵切面观

图 5-4　阴茎癌

大体标本 5　乳腺肿物

简要病史:女性,48 岁,发现左乳肿物及左腋下肿物 1 个多月。

肉眼形态:见图 5-5。

（1）为切除的乳腺的大部分,表面乳头下陷,乳晕肿胀呈黑褐色,周围皮肤下陷并出现小凹,呈橘皮样。

（2）切面乳头下方有一个灰白色肿块,无包膜,有明显坏死、出血灶,灰白色的癌组织呈条索状(树根状)向黄色的脂肪组织内浸润,与周围组织分界不清,部分癌组织已向深部肌组织浸润。

诊断:乳腺癌。

大体标本 6　胃

简要病史:男性,58 岁,做胃大部切除术 4 个月。

肉眼形态:见图 5-6。

（1）胃壁增厚变硬,胃壁全层为灰白色肿瘤组织所取代。

（2）胃腔缩小,皱襞消失,黏膜面呈小结节状隆起,似皮革袋状,故又称"革囊胃"。

诊断:浸润型胃癌。

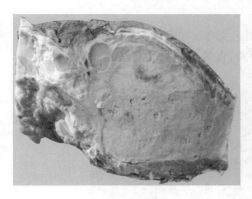
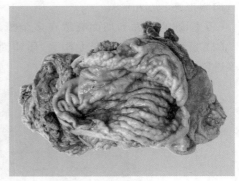

图 5-5　乳腺癌　　　　　　　　图 5-6　浸润型胃癌

大体标本 7　胃

简要病史:男性,64 岁,胃部胀闷不适、消化不良半年,黑便 1 个多月。胃镜显示胃体小弯侧近幽门部可见不规则皿状溃疡。

肉眼形态:见图 5-7。

（1）胃体小弯侧近幽门部可见一个 7.0 cm×6.5 cm×4.0 cm 大小的溃疡灶,形状不规则,边缘隆起呈堤围状,底部粗糙,暗红色。

（2）邻近区域胃壁增厚,僵硬。

诊断:溃疡型胃癌。

项目五　肿瘤

41

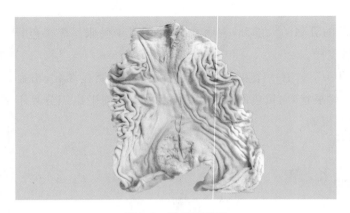

图 5-7　溃疡型胃癌

大体标本 8　肝脏

简要病史:女性,35 岁,因绒毛膜上皮癌行子宫全切术。术后 3 个月血及尿中人绒毛膜促性腺激素(HCG)显著升高,B 超示肝脏内多个强回声光团。

肉眼形态:见图 5-8。

(1) 肝脏的表面和切面有散在多个暗红色结节,与周围肝组织的分界较清。

(2) 肝内结节为黄豆至龙眼大,质实而脆,在肝脏表面处有坏死、出血。

诊断:绒毛膜癌肝脏转移。

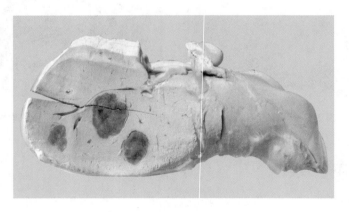

图 5-8　绒毛膜癌肝脏转移

大体标本 9　皮下肿物

简要病史:女性,45 岁,肩胛皮下肿物切除半年余后复发,肿物活动性差。

肉眼形态:见图 5-9。

(1) 肿瘤呈纺锤状,大小约 13 cm×6.0 cm×4.0 cm,界限尚清,但包膜不完整。

(2) 切面呈浅灰红色,质软如鱼肉状,有散在坏死灶。

诊断:纤维肉瘤。

大体标本 10 胃

简要病史:男性,48 岁,胃部不适,食欲减退 2 个月。

肉眼形态:见图 5-10。

胃壁肌层可见结节状肿物,直径 5.0 cm,界限尚清楚,呈膨胀性生长,切面色灰白,呈编织状排列。

诊断:胃间质瘤。

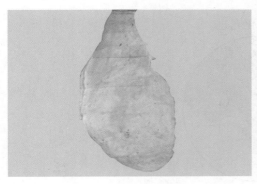

图 5-9 纤维肉瘤

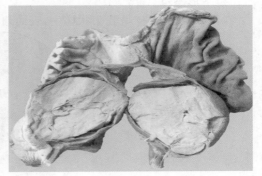

图 5-10 胃间质瘤

大体标本 11 结肠

简要病史:男性,26 岁,间断出现腹痛、腹泻、便血 5 年。

肉眼形态:见图 5-11。

结肠一段,黏膜面密集地生长着米粒大至黄豆大灰白色的肿物,肿物向表面突起,带蒂。

诊断:结肠多发性息肉病。

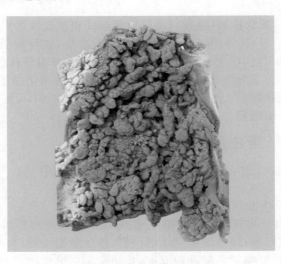

图 5-11 结肠多发性息肉病

任务二　病理切片观察

病理切片 1　皮肤肿物

简要病史：女性，64岁，颈部皮肤表面菜花状肿物2年余，无出血坏死。
镜下形态：见图5-12。
（1）肿瘤性上皮呈乳头状增生，表面角化亢进。

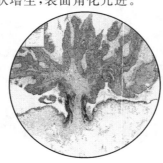

图5-12　皮肤乳头状瘤（病理切片）

（2）被覆在乳头表面的复层上皮，其排列结构与正常皮肤的鳞状上皮相似，但细胞层数明显增多，未见向深部浸润。
（3）乳头的中央是纤维组织和血管，即肿瘤间质，其中可见淋巴细胞浸润。
诊断：皮肤乳头状瘤。

病理切片 2　皮肤肿物

简要病史：男性，53岁，胸壁皮肤肿块半年余。
镜下形态：见图5-13。
（1）肿瘤细胞呈巢状排列（癌巢），并已向深部侵犯至皮肤各层。
（2）癌巢大小不等，其外围细胞似基底细胞，胞质少，核呈梭形，染色深；癌巢内可见多角形细胞，胞质丰富，核大、圆形，染色质粗糙，部分有明显核仁，其形态与棘细胞相似；易见核分裂象。部分癌巢中央有成团、层状、红染的角化物质（角化珠）。
（3）癌巢之间是肿瘤间质（血管、结缔组织和残存的肌组织等），可见少量淋巴细胞浸润。
诊断：皮肤鳞状细胞癌。

病理切片 3　带皮肿物

简要病史：男性，47岁，左下肢包块2年，境界清楚，可移动。
镜下形态：见图5-14。
（1）低倍镜下见皮肤真皮层有一境界较清的肿物。
（2）肿瘤实质由分化较好的成纤维细胞、纤维细胞和胶原纤维组成。成纤维细胞呈梭形，核卵圆形或杆状；纤维细胞呈纤细梭形，核也呈细梭形，大小较一致；瘤细胞附近的红染胶原纤维与瘤细胞一起排列成束，互相交错成编织状。
（3）肿瘤细胞间散布一些小血管，为肿瘤间质。

诊断: 纤维瘤。

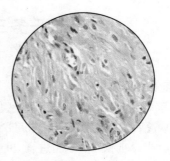

图 5-13　皮肤鳞状细胞癌(病理切片)　　图 5-14　纤维瘤(病理切片)

病理切片 4　皮下肿物组织

简要病史: 女性,45 岁,肩胛皮下肿物半年余,活动性差。

镜下形态: 见图 5-15。

(1)低倍镜下部分瘤细胞呈束状排列,交错成编织状,且大部分排列较紊乱。

(2)高倍镜下瘤细胞多呈梭形或不规则形,大小不一,单核和多核瘤巨细胞易见;核深染,大小不等;核膜厚,核染色质粗,核分裂象易见,部分可见不对称、多极的病理性核分裂象。

(3)肿瘤细胞间可见少量红染的胶原纤维,其间散布一些血管,为肿瘤间质。

诊断: 纤维肉瘤。

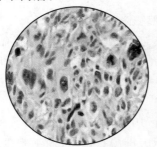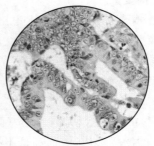

图 5-15　纤维肉瘤(病理切片)　　图 5-16　直肠腺癌(病理切片)

病理切片 5　直肠组织

简要病史: 男性,64 岁,经常性便秘和轻度腹泻交替半年,大便带血 2 个多月。

镜下形态: 见图 5-16。

(1)切片中可见部分残存的直肠黏膜及肌层。

(2)肿瘤浸润及破坏直肠黏膜下层及部分肌层。

(3)肿瘤实质由排列紊乱、大小不等、形状不规则的腺样结构构成(实质),构成腺样结构的肿瘤细胞呈单层或多层高柱状排列,大小不一,核大深染,圆形、卵圆形或不规则形,染色质粗糙,核分裂象易见。部分区域可见出血坏死;部分区域可见肿瘤分泌的黏液形成淡蓝色的黏液湖。

(4)肿瘤的间质为纤维血管组织。

诊断: 直肠腺癌。

任务三　病　例　讨　论

【病史摘要】

患者男性,47岁,司机。因上腹痛8个多月,加重伴呕血、黑便半月入院。入院前8个月饱餐后常有上腹部隐痛,每次持续时间半小时左右。自觉食欲差,身体乏力,日渐消瘦。半月前腹胀,不能进食,间有嗳气、呕吐,呕吐物为咖啡色液体,每天5~6次,每次4~5 mL,伴黑便。

患者全身状况差,慢性重病容,消瘦,左锁骨上窝扪及淋巴结,约黄豆大,中等硬度,无压痛,可活动。心肺无异常。腹部膨隆,蛙状腹。腹壁静脉显露,腹式呼吸减弱。右上腹肋缘下锁骨中线内侧,扪及蚕豆大的皮下结节2个,中等硬,可活动,轻压痛。腹软,轻压痛,肝脾均未扪及,肝上界在锁骨中线第5肋间,腹水征(+)。余无异常。

血常规检查,红细胞 $2×10^{12}/L$,血红蛋白 78 g/L,白细胞 $14.3×10^9/L$,中性粒细胞0.84,单核细胞0.05,嗜酸性粒细胞0.02,嗜碱性粒细胞0.02,淋巴细胞0.07。腹水检查,白细胞 $0.66×10^6/L$,红细胞 $5.1×10^6/L$,中性粒细胞0.29,淋巴细胞0.71,蛋白34.1 g/L,Rivalta试验(+),细菌培养(-)。入院后给予抗感染和支持疗法、放腹水等处理,患者难以进食,仍有呕咖啡色液,最后因全身衰竭死亡。

【尸检摘要】

死者全身营养差,左锁骨上淋巴结肿大,腹部膨隆。

(1)腹腔:有黄色混浊液3 000 mL。大网膜与胃、横结肠粘连,表面有多个灰白色结节。肠系膜和腹膜粗糙,并附有灰白色结节、纤维蛋白渗出,腹腔脏器和腹壁之间有纤维性粘连。

诊断:＿＿＿＿＿＿＿＿＿＿

(2)胃:沿胃大弯切开,胃小弯侧胃壁有一个 10 cm×7 cm×2 cm 大的肿瘤,可见直径 4 cm 的溃疡形成,表面高低不平,并穿破至大网膜。镜检:瘤细胞排列成大小不等的索状,瘤细胞胞质少,核大深染,病理性核分裂象多见;肿瘤的间质多少不等。肿瘤侵及浆膜层。胃小弯、肠系膜、左锁骨上等处的淋巴结、大网膜及腹膜均有上述肿瘤转移。

诊断:＿＿＿＿＿＿＿＿＿＿

(3)肝:表面及切面均有灰白色结节,镜下亦为上述肿瘤,周围肝细胞受压萎缩。

诊断:＿＿＿＿＿＿＿＿＿＿

【病例讨论题】

(1)请通过上述3个器官尸检的结果,归纳患者所患疾病的病理诊断。

(2)患者的死亡原因是什么?

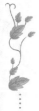

任务四　实践练习

（1）请绘出病理切片 2（皮肤鳞状细胞癌）的镜下改变。
（2）请绘出病理切片 4（纤维肉瘤）的镜下改变。
（3）请标出直肠腺癌（见图 5-16）的镜下结构名称。

任务五　课外拓展活动

请同学们以 5～8 人为一个小组，在社区开展恶性肿瘤知识调查活动。目的是让同学们加深理解恶性肿瘤病理临床特点和相关的肿瘤预防知识，提高社会实践能力，并向社区居民宣传恶性肿瘤的相关预防知识。

任务提示如下。

（1）每一小组设计一份恶性肿瘤知识调查问卷。
（2）教师综合各小组的调查问卷，最后确定调查问卷内容。
（3）以小组为单位，实施恶性肿瘤知识社会调查，共同完成调查报告。
（4）每组派一名代表向全班同学汇报调查结果，老师和其他小组成员共同参与评价。

本次课外拓展活动调查问卷见附录 C，仅供参考。

思考题

1.大体标本 1、2、3 所示肿瘤是良性还是恶性？从外形来看分别属什么生长方式？
2.从大体标本 4 的哪些肉眼形态特点可以判断它属于恶性肿瘤？
3.请说出乳腺癌的生长方式及转移方式？
4.大体标本 6、7 所述两例胃癌的生长方式相同吗？
5.为什么说大体标本 8 的肝内肿物是转移瘤？你认为是通过哪种途径转移过来的？
6.从大体标本 9、10 来看，肉瘤的肉眼特点如何？
7.什么叫癌前病变？你学过哪些癌前病变？

参考答案

【病例讨论题】

（1）患者所患疾病的病理诊断为溃疡型胃癌伴淋巴道、血道和种植转移。① 溃疡型胃癌腹膜种植性转移；② 溃疡型胃癌伴淋巴道、血道和种植转移；③ 溃疡型胃癌肝转移。

（2）患者死亡原因为胃癌所致恶病质。

【思考题】

1.大体标本1、2、3所示肿瘤均属良性肿瘤,从外形来看均属膨胀性生长。

2.肿物呈椰菜花状,局部有坏死及出血,灰白色的肿瘤组织已浸润至阴茎深部,与周围正常组织分界不清。

3.生长方式:浸润性生长。转移方式:①直接蔓延;②淋巴道转移;③血道转移。

4.不同。浸润型胃癌属浸润性生长;溃疡型胃癌属外生浸润性生长。

5.肝内肿瘤呈多发性,边界较清楚,为呈散在分布的球形结节。考虑是通过血道转移形成。

6.肉瘤质脆软,灰红色,湿润,切面细腻呈鱼肉状,常伴有出血。

7.癌前病变是指某些统计学上癌变潜能(危险)较大的良性病变。临床上常见的癌前病变(疾病)有:慢性宫颈炎伴宫颈糜烂,纤维囊性乳腺病,结肠及直肠的腺瘤性息肉,家族型多发性结肠息肉病,大肠绒毛状腺瘤,外耳道、阴茎、膀胱的乳头状瘤,慢性萎缩性胃炎,胃溃疡,慢性乙型及丙型病毒性肝炎,结节性肝硬化等。

项目六
呼吸系统疾病

 项目描述

学会观察呼吸系统常见疾病的病变特点,初步掌握呼吸系统常见疾病的病理与临床特点。

 实验目标

1.能肉眼识别大叶性肺炎、小叶性肺炎、慢性阻塞性肺疾病、常见呼吸系统肿瘤的大体形态特征。

2.能用显微镜观察大叶性肺炎、小叶性肺炎、鼻咽癌等的病理形态特点。

3.掌握描述、绘图和分析、讨论病例的方法,提高学习效果。

4.开展课堂讨论,训练语言表达能力,提高临床病理联系和分析、解决问题的能力。

 任务要求

在老师的指导下分组进行实验观察,观察任务如下。

大 体 标 本	病 理 切 片
1.慢性支气管炎	重点切片
2.肺气肿	1.大叶性肺炎(灰色肝样变期)
3.支气管扩张	2.小叶性肺炎
4.支气管扩张合并肺脓肿	3.肺气肿
5.大叶性肺炎(灰色肝样变期)	4.鼻咽未分化型非角化癌
6.肺肉质变	示教切片
7.小叶性肺炎(支气管肺炎)	1.各期大叶性肺炎
8.中央型肺癌	2.肺癌
9.周围型肺癌	3.硅肺的硅结节

任务一　大体标本观察

大体标本 1　肺

简要病史:男性,61 岁,吸烟 44 年,5 年来有咳嗽、咳痰、喘息的症状,半年来加重伴心悸、气促、双下肢水肿。死于右心衰。

肉眼形态:见图 6-1。

(1)肺灰白,质地变实。

(2)多数支气管壁增厚呈灰白色,部分支气管腔扩张,其腔内可见灰白色的黏液性分泌物阻塞。

诊断:慢性支气管炎。

大体标本 2　肺

简要病史:男性,65 岁,15 年来经常咳嗽、咳痰,近 5 年来自觉心悸、气短,半年来加重伴双下肢水肿。死于呼吸衰竭。

肉眼形态:见图 6-2。

(1)肺体积显著膨大,边缘钝圆,色灰白。

(2)切面可见肺组织呈蜂窝状,局部可见扩大的肺泡囊腔。

诊断:肺气肿。

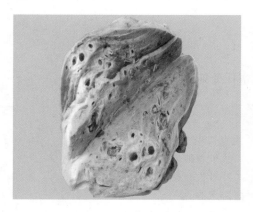
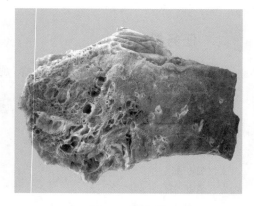

图 6-1　慢性支气管炎　　　　　　图 6-2　肺气肿

大体标本 3　肺

简要病史:男性,43 岁,阵发性咳嗽,咳大量脓痰,伴反复咯血半年多,手术切除部分肺组织。

肉眼形态:见图 6-3。

标本为切开的部分肺组织,可见肺内支气管明显扩张呈囊状,部分扩张的支气管管径甚至超过 3 cm,周围的肺组织呈实变状态。

诊断:支气管扩张。

大体标本 4　肺

简要病史:男性,63 岁,咳嗽、咳痰 10 年,病情加重伴大量脓痰、呼吸困难 3 个月,死于呼吸衰竭。

肉眼形态:见图 6-4。

(1) 肺切面可见支气管管壁增厚,管腔明显扩张,周围的肺组织变实。

(2) 肺叶上端可见一个小空洞,大小约 1.0 cm×0.8 cm,空洞壁完整,附有灰黄色坏死物。

诊断:支气管扩张合并肺脓肿。

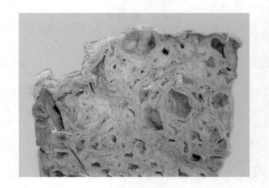 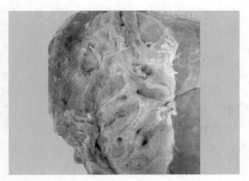

图 6-3　支气管扩张　　　　图 6-4　支气管扩张合并肺脓肿

大体标本 5　肺

简要病史:男性,38 岁,过度劳累后出现寒战、高热、咳铁锈色痰、呼吸困难,死于中毒性休克。

肉眼形态:见图 6-5。

(1) 整个肺下叶肿大,质地变实。

(2) 切面见均匀一致的灰白色病灶,呈干燥颗粒状。

(3) 病变处肺浆膜面见薄层灰白色纤维素性渗出物被覆。

诊断:大叶性肺炎(灰色肝样变期)。

大体标本 6　肺

简要病史:男性,42 岁,有肺炎病史,病后常出现干咳。X 线检查发现左肺下叶有一个 6 cm×5 cm 的不规则致密阴影,行左肺下叶部分切除。

肉眼形态:见图 6-6。

(1) 标本为切除的部分肺组织,质地较实。

（2）切面可见 7 cm×7 cm 大小的灰红、灰白色相间的病灶。

（3）病灶与周围肺组织界限不明显。

诊断:肺肉质变。

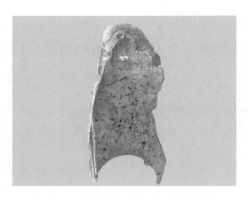

图 6-5　大叶性肺炎(灰色肝样变期)

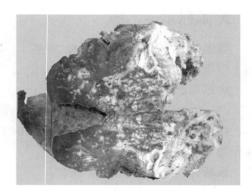

图 6-6　肺肉质变

大体标本 7　肺

简要病史:女性,72 岁,脑梗死后长期卧床 1 个月余,出现发热、咳嗽、咳痰、呼吸困难。死于心力衰竭。

肉眼形态:见图 6-7。

（1）两肺体积肿大,颜色灰黄。

（2）右肺切面可见散在分布、0.5～1.0 cm 大小的灰黄色病灶,病灶质地较实,边界不清,似"梅花斑"状,部分区域病灶融合。

诊断:小叶性肺炎(支气管肺炎)。

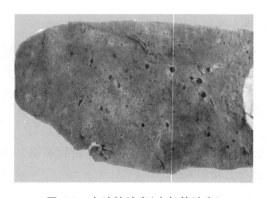

图 6-7　小叶性肺炎(支气管肺炎)

大体标本 8　肺

简要病史:男性,69 岁,咳嗽、咯血、胸痛伴进行性消瘦半年,呼吸困难半月余,死于呼吸衰竭。

肉眼形态：见图 6-8。

（1）近肺门处的肺组织切面可见一个巨大肿块，约为 12 cm×8 cm×4 cm，灰白色，质硬，与周围组织分界不清。

（2）肿块区域部分组织有出血坏死（呈黑色）。

（3）肺门处支气管壁增厚，管腔狭窄。

诊断：中央型肺癌。

大体标本 9　肺

简要病史：女性，72 岁，咳嗽、咳痰伴胸痛 8 个月余，咯血、气喘两个月，死于恶病质。

肉眼形态：见图 6-9。

肺组织下部近肺膜处，有一个圆形的肿块，约 6 cm×6 cm×5 cm，切面呈灰白色，质硬，与正常组织分界不清，部分组织见出血、坏死（黑色）。

诊断：周围型肺癌。

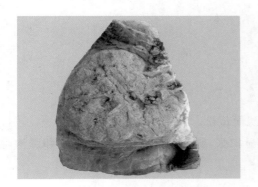

图 6-8　中央型肺癌

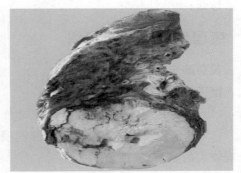

图 6-9　周围型肺癌

任务二　病理切片观察

病理切片 1　肺组织

简要病史：男性，38 岁，过度劳累后出现寒战、高热、咳铁锈色痰、呼吸困难等症状，死于中毒性休克。

镜下形态：见图 6-10。

（1）接目镜观察，肺组织全部实变，肺泡的轮廓可辨。

（2）低倍及高倍镜下，可见肺泡腔内充满炎性渗出物，主要为纤维素、中性粒细胞及少量巨噬细胞（有

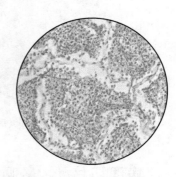

图 6-10　大叶性肺炎（灰色肝样变期病理切片）

的胞质中吞噬了棕黑色碳尘颗粒),部分肺泡之间可见纤维素穿过肺泡间孔的现象。

(3)肺泡壁上的毛细血管呈缺血状。

诊断:大叶性肺炎(灰色肝样变期)。

病理切片 2　肺组织

简要病史:见大体标本 7。

镜下形态:见图 6-11。

(1)接目镜观察,肺组织中见多个大小不等的实变病灶,病灶之间的肺泡扩张。

(2)肺小叶病灶内可见细支气管壁血管扩张充血,中性粒细胞、单核细胞浸润,见大量中性粒细胞及少许脱落的上皮细胞;肺泡壁毛细血管扩张充血,肺泡腔内有渗出成分(请自行描述其特点)。

(3)病变肺小叶周围肺泡呈代偿性肺气肿改变:肺泡呈过度充气、扩张,肺泡壁变薄。

诊断:小叶性肺炎。

病理切片 3　肺组织

简要病史:见大体标本 2。

镜下形态:见图 6-12。

(1)接目镜观察见切片上肺组织染色淡而疏松。

(2)低倍或高倍镜下观察可见肺泡明显扩张,肺泡间隔变窄并断裂,相邻肺泡融合成较大的囊腔。

诊断:肺气肿。

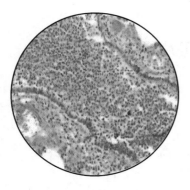

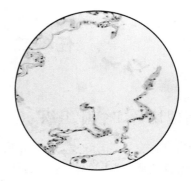

图 6-11　小叶性肺炎(病理切片)　　图 6-12　肺气肿(病理切片)

病理切片 4　鼻咽黏膜肿物

简要病史:男性,35 岁,不明原因出现鼻出血,伴耳鸣 3 个月,钳取鼻咽黏膜肿物处活组织做病理检查。

镜下形态：见图 6-13。

（1）肿瘤细胞已浸润、破坏正常鼻咽黏膜下组织。

（2）癌细胞呈巢状排列，或散在分布。

（3）癌细胞呈梭形或多角形，胞质较丰富，排列紧密。

（4）癌细胞核大，核膜清楚，核内染色质较少，核呈空泡状，常可见一个至数个粗大的嗜酸性核仁。

（5）肿瘤间质中有较多的淋巴细胞浸润。

诊断：鼻咽未分化型非角化癌。

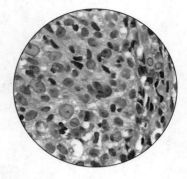

图 6-13　鼻咽未分化型非角化癌（病理切片）

任务三　病 例 讨 论

【病史摘要】

女性，45 岁，农民，因发冷、发热伴咳嗽、胸痛 7 天入院。患者于一周前下地劳动遭雨淋，日后畏寒不适，自以为患感冒，未予重视。第三天，患者出现持续高热、气促、胸闷、胸痛，咳嗽时胸痛更甚，并咳出少量黏稠铁锈色痰。第五天患者陷入半昏迷状态，并有小便失禁，急诊入院。

入院体格检查：急性重病容，半昏迷状态。体温 39.8 ℃，脉搏 154 次/分，呼吸 52 次/分，血压 80/40 mmHg。呼吸急促，口唇黏膜发绀，心音弱，主动脉瓣区及肺动脉瓣区心音被肺啰音所掩盖，右肺呼吸音增粗，并可听到中小湿啰音。左肺呼吸音减弱，可闻及支气管呼吸音。左胸可听到胸膜摩擦音。左肺叩诊为实音。

化验检查：红细胞 3.5×10^{12}/L，白细胞 13.4×10^{9}/L，中性粒细胞 0.8，淋巴细胞 0.17。痰涂片查出少量革兰阳性肺炎链球菌。胸部 X 光透视：左肺上下叶呈均匀致密阴影。入院后体温持续稽留于 40.2～41.8 ℃ 之间，脉搏 140 次/分，呼吸 50 次/分左右。经给氧、升压、抗菌、抗休克等治疗措施，病情未见好转。住院后 42 小时，患者血压持续下降，终因呼吸、心跳停止而死亡。

【尸检摘要】

（1）肺脏：右肺重 600 g，左肺重 1200 g。左肺两叶表面及切面均呈灰白色，切面干燥、颗粒状，质实如肝。肺浆膜表面见纤维素样渗出物覆盖。镜下见肺泡壁毛细血管被挤压，呈缺血状态。肺泡腔内充满致密的纤维素网及大量中性粒细胞。相邻肺泡内的纤维素穿过肺泡间孔而互相连接。右肺肉眼观及镜检均未见特殊改变。

（2）心：重 254 g，各瓣膜口无特殊改变。

(3) 肝：重 1652 g，肝内胆管壁增厚，有肝吸虫寄生。

(4) 脾：重 302 g，肿大，质软。脾髓质有大量网织细胞增生及中性粒细胞浸润。

【病例讨论题】

(1) 本例肺脏的主要病变是什么？请作出本病例的病理诊断，并列出诊断依据。

(2) 本例如何用病理变化去解释临床产生的症状和体征？

(3) 本病例主要死亡原因是什么？

任务四　实践练习

(1) 请绘出大叶性肺炎的光镜下形态结构。

(2) 请标出小叶性肺炎（见图 6-11）的光镜下渗出物的主要成分名称。

任务五　课外拓展活动

请同学们设计一份呼吸系统疾病的调查表，要求同学们以 5～8 人为一个小组，到医院的呼吸内科，访问一些患有慢性支气管炎、肺气肿和肺心病的患者，认识这些疾病的病变发展过程，了解肺心病临床表现。

思考题

1. 大叶性肺炎病变在显微镜下有何特点？临床上有何症状和体征？

2. 为什么大叶性肺炎的患者会出现胸痛？

3. 联系临床，分析小叶性肺炎会出现什么症状和体征，如何解释这些临床表现？

4. 请根据病理切片的光镜改变解释灰色肝样变期大叶性肺炎的肉眼特点。

5. 小叶性肺炎光镜下病变与肺脓肿有何异同？

参考答案

【病例讨论题】

(1) 主要病变是左肺大叶性肺炎（灰色肝样变期）。

本病例的病理诊断及诊断依据如下。

① 左上、下肺叶大叶性肺炎（灰色肝样变期）。诊断依据：A. 有畏寒、高热、咳嗽、

咳铁锈色痰、胸痛和呼吸困难等症状。B. 有左肺部实变体征表现：左肺叩诊为实音，左肺呼吸音减弱，可闻支气管呼吸音。C. 尸检所见：左肺两叶表面及切面均呈灰白色。切面干燥、颗粒状，质实如肝。镜下见肺泡壁毛细血管被挤压，呈缺血状态；肺泡腔内充满致密的纤维素网及大量中性粒细胞；相邻肺泡内的纤维素穿过肺泡间孔而互相连接。

② 胸膜炎。诊断依据：A. 有胸痛症状。B. 有胸膜炎体征：左胸可听到胸膜摩擦音。C. 有胸膜炎的病理表现：肺浆膜表面见纤维素样渗出物覆盖。

③ 感染性脾肿大。诊断依据：尸检见脾脏重 302 g，肿大，质软。脾髓质有大量网织细胞增生及中性粒细胞浸润。

（2）咳嗽、咳铁锈色痰：肺泡腔炎症渗出物刺激可引起咳嗽，肺泡腔红细胞渗出，血红蛋白分解形成含铁血黄素而引起咳铁锈色痰。胸痛：是由于胸膜有纤维素性炎症引起。气促和左肺实变体征（如左肺叩诊为实音，左肺呼吸音减弱，可闻支气管呼吸音）：是由于左肺大部分肺泡腔充满致密的纤维素，引起肺实变，导致呼吸困难。

（3）本病例主要死亡原因是中毒性休克。

【思考题】

1. 显微镜表现为肺泡壁毛细血管管腔狭窄而缺血，肺泡腔内含大量致密的纤维素和多量的中性粒细胞；临床上患者可出现胸痛、呼吸困难等症状及肺部实变体征（如触诊语颤增强，叩诊肺部浊音或实音，听诊可闻及支气管呼吸音）。

2. 因为炎症累及胸膜所致，若胸膜有炎症渗出物则胸痛更明显。

3. 小叶性肺炎临床表现为发热、咳嗽、咳黏液脓性痰、呼吸困难、缺氧等。出现这些症状的原因：因为小叶性肺炎是细菌感染引起的化脓性炎症，所以由于致热原的作用会引起发热；化脓性炎症脓性渗出物及黏液分泌增多刺激肺泡和细支气管引起咳嗽、咳黏液脓性痰；小叶性肺炎肺内病变呈散在实变或融合成大片实变，可引起呼吸困难和缺氧。

4. 该切片显微镜表现为肺泡壁毛细血管管腔狭窄而缺血，肺泡腔内含大量致密的纤维素和多量的中性粒细胞；故肉眼表现为病变肺组织贫血、色灰白，肺组织因肺泡腔内致密渗出物而实变如肝，因此肉眼有灰色肝样变的表现。

5. 小叶性肺炎与肺脓肿光镜下病变的区别如表 6-1 所示。

表 6-1　小叶性肺炎与肺脓肿光镜下病变的区别

区别点	小叶性肺炎	肺　脓　肿
病变范围	病变累及两肺各叶，散在分布；每个病灶相当于一个小叶范围，与周围界线不清	病变往往局限一侧肺叶，灶性分布，与周围界线较清
病灶中心	可见细支气管，肺组织破坏轻	肺组织破坏严重，无肺组织结构
脓肿膜	无脓肿膜	可有脓肿膜

项目七
心血管系统疾病

 项目描述

能描述心血管系统疾病的各种形态学特点。

 实验目标

1. 能肉眼识别风湿性心内膜炎、风湿性心瓣膜病、风湿性心外膜炎、动脉粥样硬化、高血压性心脏病等的大体形态。

2. 能用镜下观察风湿性心内膜炎、风湿性心肌炎、动脉粥样硬化、小动脉硬化的镜下形态。

3. 掌握描述、绘图和分析、讨论病例的方法,提高学习效果。

4. 开展课堂讨论,训练语言表达能力,提高病理联系临床和分析解决问题的能力。

 任务要求

在老师的指导下分组进行实验观察,观察任务如下。

大 体 标 本	病 理 切 片
1.急性风湿性心内膜炎	重点切片
2.慢性风湿性心瓣膜病(二尖瓣狭窄及关闭不全)	1.风湿性心肌炎
	2.高血压性固缩肾
3.高血压脑出血	3.主动脉粥样硬化
4.主动脉粥样硬化	示教切片
5.心肌梗死	1.风湿小体
6.高血压性心脏病	2.动脉粥样斑块灶
7.高血压性固缩肾	3.细动脉玻璃样变

任务一　大体标本观察

大体标本 1　心脏

简要病史:男性,26 岁,有风湿性关节炎病史 10 年,慢性肾炎史 10 年,因尿毒症死亡。

肉眼形态:见图 7-1。

（1）二尖瓣闭锁缘（二尖瓣的心房内膜面）有一排灰白色粟粒大小（直径 1～2 mm）串珠状的疣状赘生物（白色血栓）,附着牢固,不易脱落。二尖瓣无明显增厚变形。

（2）该患者因慢性肾炎导致高血压,可见右心室向心性肥大改变。

诊断:急性风湿性心内膜炎。

大体标本 2　心脏

简要病史:女性,60 岁,患风湿病 40 年并发心力衰竭而死亡。

肉眼形态:见图 7-2。

（1）心脏增大,可见切开的左心房、心室扩张,左心房、心室肌层增厚。

（2）二尖瓣增厚变硬,缩短变形,瓣叶间粘连,瓣口狭窄,腱索增粗缩短。

诊断:慢性风湿性心瓣膜病（二尖瓣狭窄及关闭不全）。

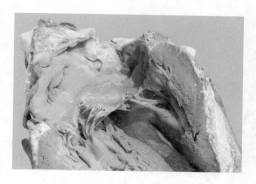

图 7-1　急性风湿性心内膜炎

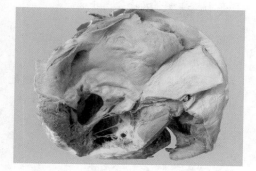

图 7-2　慢性风湿性心瓣膜病

（二尖瓣狭窄及关闭不全）

大体标本 3　大脑

简要病史:男性,58 岁,有高血压病史 35 年,并发脑出血 1 个月后死亡。

肉眼形态:见图 7-3。

（1）图片为大脑冠状（或水平）切面。

（2）显示内囊及基底核区域有一较大的出血灶,该处脑组织破坏。

诊断:高血压脑出血。

大体标本4 主动脉

简要病史:患者患动脉粥样硬化20年,近10年加重并发心肌梗死而死亡。

肉眼形态:见图7-4。

（1）主动脉内膜可见大小不等稍隆起的黄白色条纹或斑块。

（2）部分斑块已破溃,形成粥样溃疡灶。

（3）有的斑块因钙盐沉着而变硬。

诊断:主动脉粥样硬化。

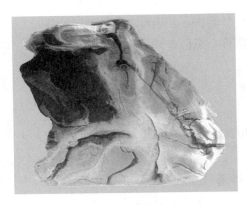

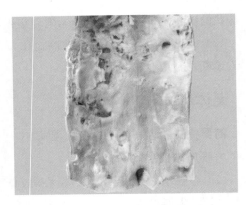

图7-3 高血压脑出血

图7-4 主动脉粥样硬化

大体标本5 心脏

简要病史:同本项目大体标本4。

肉眼形态:见图7-5。

（1）在心脏剖面的心室壁上可见梗死灶,形状不规则。

（2）新鲜梗死灶呈灰黄色,无光泽。

（3）陈旧梗死因纤维化而呈白色。

诊断:心肌梗死。

大体标本6 心脏

简要病史:患者患高血压合并动脉粥样硬化20多年,并发脑出血死亡。

肉眼形态:见图7-6。

（1）心脏明显增大,切面见左心室壁厚约3 cm,乳头肌及肉柱增粗。

（2）左心房、左心室扩张,主动脉内膜面可见灰黄色的粥样斑块。

诊断:高血压性心脏病。

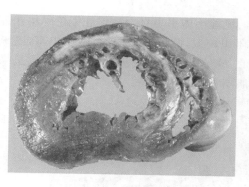

图 7-5　心肌梗死

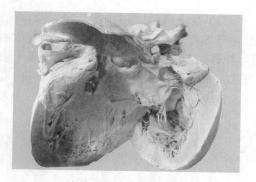

图 7-6　高血压性心脏病

大体标本7　肾

简要病史:患者患高血压 35 年,并发脑出血而死亡。

肉眼形态:见图 7-7。

（1）肾脏体积缩小,重量减轻,质地变硬。

（2）肾表面呈细颗粒状。

诊断:高血压性固缩肾。

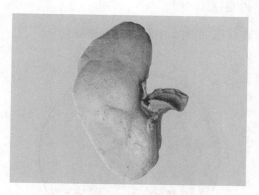

图 7-7　高血压性固缩肾

任务二　病理切片观察

病理切片1　心肌组织

简要病史:患者患风湿病 40 年,并发心力衰竭而死亡。

镜下形态:

（1）低倍镜(见图 7-8(a),200×):在心肌纤维之间可见心肌间质,并在血管周围有成簇细胞构成的病灶,即为风湿小体。

（2）高倍镜（见图 7-8（b），400×）：典型的风湿小体中央有少量伊红染色碎块状纤维素样坏死物，周围是风湿细胞。风湿细胞体积较大，圆形或多边形，胞质丰富，嗜碱性，单核或双核，核膜清楚，染色质浓集于中心，核的纵切面呈毛虫样外观，横断面呈枭眼状。小体边缘有淋巴细胞和单核细胞，心肌本身变化不明显。

诊断：风湿性心肌炎。

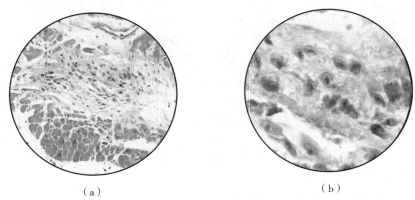

（a）　　　　　　　　　　　　　　　　（b）

图 7-8　风湿性心肌炎（病理切片）

病理切片 2　肾组织

简要病史：患者患高血压 30 年，并发脑出血而死亡。

镜下形态：见图 7-9。

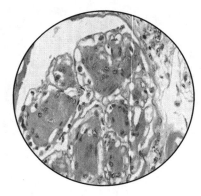

图 7-9　高血压性固缩肾（病理切片）

（1）可见玻璃样变的出、入球小动脉，肾小球和萎缩的肾小管。

（2）部分肾小球及肾小管代偿性增大，扩张的肾小管腔内可见有红染的透明管型。

（3）间质内有纤维组织增生及淋巴细胞浸润。

诊断：高血压性固缩肾。

病理切片 3　主动脉

简要病史：患者患动脉粥样硬化 20 年，近 10 年加重并发心肌梗死而死亡。

镜下形态：

（1）低倍镜：首先辨认主动脉的内膜、中膜、外膜。主动脉中膜为红染的肌弹力纤维；外层为结缔组织及小血管；内膜呈局灶性增厚，凸起处为纤维组织增生、玻璃样变性，其下为粥样灶（见图7-10(a)，40×）。

（2）高倍镜：增厚内膜下近中膜处有片状、色浅、无结构的粥样坏死物，在坏死组织内有较多针形空隙（制片过程胆固醇结晶被二甲苯溶解后遗留的空隙），排列紊乱（见图7-10(b)，100×）。

诊断：主动脉粥样硬化。

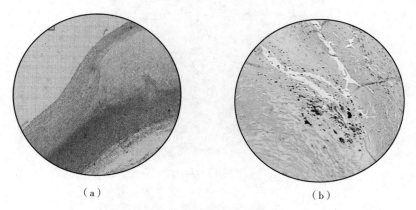

（a）　　　　　　　　　　　　　（b）

图7-10　主动脉粥样硬化（病理切片）

任务三　病例讨论

【病史摘要】

李某，男性，61岁。患高血压病25年，常觉头晕，头痛，血压波动在187.5/97.5～240/112.5 mmHg之间，近三年来常于劳累后出现心悸，气促，不能平卧，咳嗽，咯粉红色泡沫痰，夜间睡眠常因呼吸困难而突然惊醒。有时在劳动或饱食后出现胸骨后疼痛，但数分钟后缓解。近六个月来感觉右下肢发凉发麻，走路时跛行，休息后好转，但以上症状逐渐加重。前几天右脚剧痛，足背动脉搏动消失，皮肤逐渐变黑，不能活动，入院后立即行右下肢截肢术，昨天晚餐后突然发生心前区剧痛，焦虑不安，血压下降，面色苍白，皮肤湿冷，脉细，最后因抢救无效死亡。

【病例讨论题】

（1）请对该患者进行诊断，诊断依据是什么？

（2）主要病变器官（如心、肺、肾、主动脉、脾、右下肢等）会出现什么病理变化？

（3）患者的死亡原因是什么？

任务四　实践练习

（1）仔细观察图 7-11，标出数字所指病变名称，并作出病理诊断。

（2）请用红蓝铅笔绘出动脉粥样硬化的镜下病变结构图。

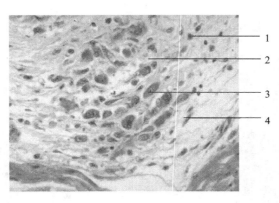

图 7-11

任务五　课外拓展活动

社区调查活动：进行高血压的社区调查。高血压的社区调查问卷见附录 D。

学生以小组为单位到社区进行问卷调查，学习撰写调查分析（学生在本节课程的学习中要求每人能写出一份）。

【思考题】

1. 试分析高血压病时，肾脏出现原发性颗粒性固缩肾改变的原因。

2. 请说出动脉粥样硬化的基本病变和粥样斑块的继发改变。

3. 主动脉瓣关闭不全、冠心病均可导致心绞痛发作，两者在发病机理上有何不同？

参考答案

【病例讨论题】

（1）诊断：高血压合并左心衰。其依据是：血压波动在 187.5/97.5 ～ 240/112.5 mmHg 之间，近三年来每于劳累后就出现心悸、气促，不能平卧，咯粉红色泡沫状痰，夜间睡眠中常因呼吸困难而突然惊醒。左心室肥大。

（2）左心室向心性肥大，急性肺淤血，高血压性固缩肾，右下肢因动脉阻塞引起缺血性坏死。

（3）患者死亡原因是心源性休克。

【思考题】

1.高血压病时,肾脏出现原发性颗粒性固缩肾改变,双侧肾脏体积对称性缩小,重量减轻,表面呈均匀、弥散分布的细小颗粒状。病变的原因是高血压病时,肾小球入球小动脉玻璃样变,使肾小球缺血并纤维化,所属肾小管萎缩,间质纤维组织增生及淋巴细胞浸润。纤维化的肾小球和增生的纤维组织收缩,使肾表面形成小的凹陷。相对正常的肾小球代偿性肥大,肾小管扩张,使肾表面突起,形成肉眼可见的细小颗粒。

2.动脉粥样硬化的基本病变分为三期:脂纹期、纤维斑块期、粥样斑块期。粥样斑块的继发改变为:斑块内出血,斑块破裂或溃疡形成,血栓形成,钙化,动脉瘤形成。

3.主动脉瓣关闭不全、冠心病均可导致心绞痛发作,两者在发病机理上有所不同:主动脉瓣关闭不全时,在舒张期,主动脉内部分血液反流入左心室,使舒张压下降,导致冠状动脉供血不足,心肌缺血缺氧,引起心绞痛。冠心病时,由于粥样硬化,使冠状动脉管腔狭窄,特别是有血栓形成或粥样斑块内出血等继发改变时,常可致管腔完全闭塞,导致心肌缺血缺氧,引起心绞痛、心肌梗死。

项目七　心血管系统疾病

项目八
消化系统疾病

 项目描述

　　学会观察消化系统常见疾病的病变特点，掌握消化系统常见疾病的病理与临床联系。

 实验目标

　　1.能肉眼识别消化性溃疡、病毒性肝炎、肝硬化、消化系统恶性肿瘤的大体形态特征。

　　2.能用显微镜观察胃消化性溃疡、门脉性肝硬化、病毒性肝炎、直肠腺癌的病理形态改变。

　　3.熟悉消化系统常见疾病的病变特点与其临床表现的联系。

　　4.掌握描述、绘图和分析、讨论病例的方法，提高学习效果。

　　5.开展课堂讨论，训练语言表达能力，提高病理联系临床和分析解决问题的能力。

 任务要求

　　在老师的指导下分组进行实验观察，观察任务如下。

大 体 标 本	病 理 切 片
1.胃消化性溃疡	重点切片
2.急性重型肝炎	1.胃消化性溃疡
3.门脉性肝硬化	2.急性普通型病毒性肝炎
4.坏死后性肝硬化	3.门脉性肝硬化
5.肝硬化合并巨块型肝癌	4.直肠腺癌
6.蕈伞型胃癌	示教切片
7.溃疡型胃癌	1.胃消化性溃疡灶
8.髓质型食管癌	2.假小叶
9.溃疡型结肠癌	3.肝细胞性肝癌
	4.直肠腺癌（印戒细胞）

任务一 大体标本观察

大体标本 1 胃

简要病史:男性,35 岁。反复上腹部疼痛伴反酸 3 年多。

肉眼形态:见图 8-1。

自行观察并描述,注意溃疡的部位、大小、形态、深度、边缘、底部及周围黏膜等特点。

诊断:胃消化性溃疡。

大体标本 2 肝

简要病史:男性,35 岁。肝区疼痛,巩膜、皮肤黄染 17 天,腹胀、血尿 4 天。患者精神怠倦,逐渐深度昏迷,抢救无效死亡。

肉眼形态:见图 8-2。

(1)肝脏体积明显缩小,被膜皱缩,质地柔软。

(2)肝表面及切面均呈黄绿色,其中有散在的灰红色区域。

诊断:急性重型肝炎。

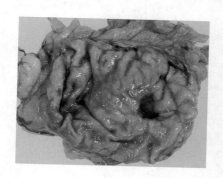

图 8-1 胃消化性溃疡

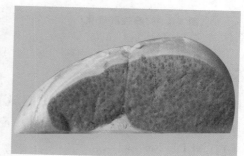

图 8-2 急性重型肝炎

大体标本 3 肝

简要病史:男性,42 岁。间断乏力、右下腹不适 6 年余,加重 1 个月。颈部及前胸部可见数个蜘蛛痣,双手可见肝掌,腹部膨隆,脾脏肋弓下触及约 3.0 cm。

肉眼形态:见图 8-3。

(1)肝脏体积缩小,质硬,表面呈高低不平结节状。

(2)切面为弥漫分布的灰白色圆形结节,结节直径小于 0.5 cm,大小较一致,结节之间为细窄的纤维间隔。

诊断:门脉性肝硬化。

大体标本4 肝

简要病史:男性,53岁。患病毒性肝炎9年,鼻出血1年多,腹胀2个月,眼黄、尿黄6天,下肢水肿5天。昏迷两天后治疗无效死亡。曾放出血性腹腔积液3 000 mL。尸解时全身皮肤及黏膜有斑点状出血,升结肠急性炎症。

肉眼形态:见图8-4。

(1)肝脏体积缩小,被膜皱缩,重量减轻,质地变硬。

(2)肝脏表面可见高低不平、弥漫分布、大小不等的结节。

(3)切面见大小不等、呈灰黄色的结节,结节之间为宽而不均匀的纤维间隔。

诊断:坏死后性肝硬化。

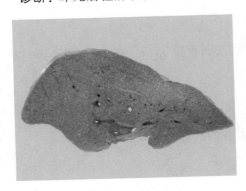

图8-3 门脉性肝硬化

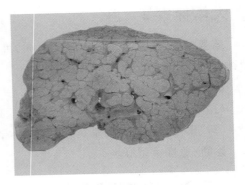

图8-4 坏死后性肝硬化

大体标本5 肝

简要病史:男性,45岁。间断乏力、腹部不适10余年,加重3个月。消瘦贫血貌,上腹部膨隆,肝脏触诊肋缘下3.2 cm,剑突下8.0 cm,质硬,边缘不清,表面凹凸不平。甲胎蛋白(AFP)1256 μg/L。

肉眼形态:见图8-5。

(1)肝脏体积增大,切面见多个大小不等、灰黄色的肿块,最大的肿块直径12 cm,肿瘤组织无明显的包膜形成,呈浸润性生长,并见出血坏死。周围肝组织受压萎缩。

(2)肝脏病变中还有肝硬化改变,请分辨是哪一型肝硬化。

诊断:肝硬化合并巨块型肝癌。

大体标本6 胃

简要病史:男性,55岁。上腹部饱胀不适1年,加重1月余,后转为疼痛,为持续性钝痛,服用胃药后症状仍不缓解,伴有消瘦、间断黑便等症状。

肉眼形态:见图8-6。

（1）标本为手术切除的胃。

（2）胃黏膜面有一个肿块向腔内突起,呈蕈伞状,肿块表面凹凸不平,中央部分组织坏死脱落形成溃疡。

（3）肿块基底宽,切面见灰白色的肿瘤组织向胃壁深部浸润,破坏胃壁各层结构。

诊断:蕈伞型胃癌。

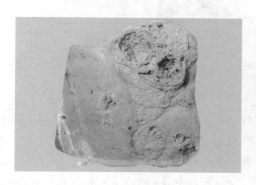

图 8-5　肝硬化合并巨块型肝癌

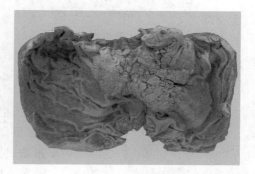

图 8-6　蕈伞型胃癌

大体标本 7　胃

简要病史: 女性,59 岁。上腹部不适 3 年,近 5 个月上腹部胀痛明显,大便呈黑色,且持续存在,身体逐渐消瘦。今晨恶心、呕吐,吐出咖啡色液体 3 次,共约350 mL,急诊入院。

肉眼形态: 见图 8-7。

（1）手术大部切除的胃标本。

（2）幽门部胃小弯处黏膜见一个巨大溃疡,直径大于 2.5 cm,溃疡形状不规则,边缘不整齐而隆起,黏膜皱襞消失。溃疡如火山口状,底部凹凸不平。

（3）切面见胃壁各层的结构不完整而被灰白色的癌组织所浸润。

诊断:溃疡型胃癌。

大体标本 8　食管

简要病史: 男性,58 岁。因下咽食物后胸骨后下方有阻塞感、刺痛及咳嗽痰多而入院。

肉眼形态: 见图 8-8。

（1）标本为食管中段组织。

（2）食管明显增厚,最厚处达 4 cm,灰白色的癌组织呈浸润性生长,管腔明显变窄呈裂隙状,部分管腔几乎完全阻塞。

诊断:髓质型食管癌。

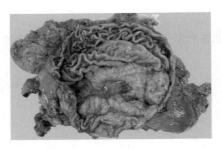

图 8-7 溃疡型胃癌

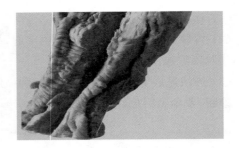

图 8-8 髓质型食管癌

大体标本 9 结肠

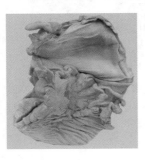

图 8-9 溃疡型结肠癌

简要病史:男性,56 岁,贫血、消瘦、大便次数增多,黏液血便 1 年,加重 3 个月。

肉眼形态:见图 8-9。

(1)病变结肠一段,肿块约 10 cm×6 cm,灰白色,质硬。

(2)表面有一个溃疡,大小约 8 cm×6 cm,边缘隆起呈火山口样,部分有出血、坏死(黑色)。

(3)肠壁明显增厚,肿块沿肠壁呈环状浸润性生长,局部肠腔明显狭窄。

诊断:溃疡型结肠癌。

任务二 病理切片观察

病理切片 1 胃组织

简要病史:男性,35 岁,反复上腹部疼痛伴反酸 3 年多。

镜下形态:见图 8-10,图 2-15。

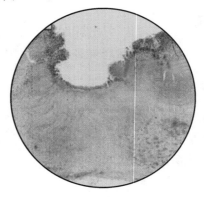

图 8-10 胃消化性溃疡(病理切片,40×)

（1）肉眼观察切片，凹陷处为溃疡部位。

（2）低倍镜下，溃疡深达肌层，其两侧见胃壁各层结构。

（3）溃疡底部从表面至深层，大致分为四层。① 渗出层：由浆液、纤维素及少量中性粒细胞组成。②坏死层：为染色深红的条块状物质。③肉芽组织层：由新生的毛细血管、成纤维细胞及少量炎症细胞组成。④瘢痕组织层：血管、细胞少而胶原纤维多，有时见增生性动脉内膜炎。

诊断：胃消化性溃疡。

病理切片 2　肝组织

简要病史：男性，32 岁，因发热、食欲减退、厌油腻、呕吐 3 天，眼黄 2 天而入院。

镜下形态：见图 8-11。

（1）肝小叶结构仍保存，但肝细胞索较紊乱，肝窦变窄。

（2）大部分肝细胞疏松化和气球样变，个别肝细胞嗜酸性变。

（3）肝小叶内散在点状坏死（炎症细胞浸润区）。

（4）包膜及汇管区纤维组织增生伴炎症细胞浸润，少数增生的纤维组织呈星芒状伸入肝小叶内。

诊断：急性普通型病毒性肝炎。

病理切片 3　肝组织

简要病史：男性，35 岁，间断乏力、右下腹不适 6 年余，加重 1 个月。颈部及前胸部可见数个蜘蛛痣，双手可见肝掌，腹部膨隆，脾脏肋弓下触及约 3.0 cm。

镜下形态：见图 8-12。

（1）肝脏正常结构已破坏，增生的结缔组织包绕大小不等的圆形肝细胞团（即假小叶）。

（2）假小叶内中央静脉可缺如、偏位或两个以上，有时见到汇管区。

（3）假小叶内肝细胞及毛细胆管内可有淤胆或胆栓形成。

（4）增生的结缔组织中有增生的小胆管和淋巴细胞浸润。

诊断：门脉性肝硬化。

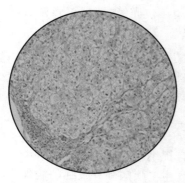

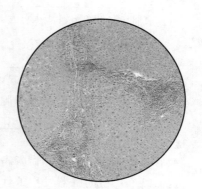

图 8-11　急性普通型病毒性肝炎(病理切片,100×)　　图 8-12　门脉性肝硬化(病理切片,40×)

病理切片 4　结肠组织

简要病史: 见项目五图 5-16。
镜下形态: 见项目五图 5-16。
诊断: 直肠腺癌。

任务三　病例讨论

【病史摘要】

赵某,男性,50 岁,因为乏力、食欲减退 2 个月,头痛、阵发性恶心、呕吐 10 天而入院。腰椎穿刺,脑脊液压力 220 mmHg,无色透明,蛋白(+),细胞数 10 个/mm³。腰椎穿刺后头痛减轻。8 年前曾患乙型病毒性肝炎。无结核病及神经精神病史。

住院第三天,排便后突感腹部剧痛,面色苍白,脉搏 120 次/分,血压 70/40 mmHg,全腹压痛,肌紧张,尤以右上腹为甚。腹腔穿刺,抽出暗红色血性液体。剖腹探查发现肝右叶一个大结节破裂出血,遂填塞、缝合止血。术后 1 周,再度腹腔出血,抢救无效死亡。

【尸检摘要】

(1) 食管:黏膜光滑,食道下段静脉轻度扩张迂曲。

诊断:_____

(2) 肝脏:重 1800 g,体积增大,弥漫分布无数小结节,直径 0.1~0.5 cm,其间有直径 3~5 cm 大结节多个。肝右叶靠近表面的一个灰黄色大结节已向肝表面破裂,附有凝血块。

光镜:①肝组织正常小叶结构破坏,代之以假小叶,假小叶之间由增生的纤维组织围绕。②大结节,无纤维包绕,由多角形、胞质丰富、核大、深染的肿瘤细胞组成,呈小梁状或巢状排列,其间为血窦,有的细胞含少量黄绿色的色素。

诊断:_____

(3) 脾脏:重 250 g,体积增大,切面含血量增多。光镜:脾窦扩张充血,纤维组织增生。

诊断:_____

(4) 脑:右大脑半球顶叶隆起,切开见直径约 4 cm 肿物一个,灰褐色,境界较清楚,无包膜。光镜:肿物由肿瘤细胞组成,其形态结构与肝脏大结节相同。

诊断:_____

【病例讨论题】

(1) 实验课前请准备好临床病理讨论的发言提纲。

(2) 以上尸检的脏器发生了什么病变? 写出主要疾病和并发症的病理诊断。

(3) 本例患者死亡原因是什么? 解释主要临床表现。

任务四 实践练习

（1）标出胃消化性溃疡的光镜下四层结构（见图 8-10）。
（2）绘出门脉性肝硬化的病变。
（3）标出急性普通型病毒性肝炎（见图 8-11）的光镜下病变名称。

任务五 课外拓展活动

请同学们以 5～8 人为一个小组，到（社区）医院访问一些患有消化系统疾病的患者，调研饮食与消化系统疾病发生之间的关系。

任务提示如下。

（1）教师联系好医院的相关科室。

（2）教师指导小组成员设计一份访问患者的相关问卷。

（3）以小组为单位到医院访问患者，回来后请各小组成员通力合作，共同完成一份调查报告。

（4）请各小组的代表向全班的同学作汇报，老师和其他小组学生共同参与评价。教师可根据小组成员完成任务的情况给予打分。

思考题

1. 请结合大体标本 1 思考溃疡病的结局和患者可能出现的临床表现及原因。
2. 坏死后性肝硬化与门脉性肝硬化在大体形态上有何不同？
3. 试比较各型病毒性肝炎的病变特点。

参考答案

【病例讨论题】

（1）略。

（2）尸检的脏器的主要病变如下。① 食管下段静脉曲张。② 小结节性肝硬化，肝细胞癌。③ 慢性脾淤血，脾肿大。④ 右大脑顶叶转移性肝细胞癌。主要疾病及并发症：肝细胞癌已转移至右大脑顶叶，合并肝右叶癌结节破裂出血。

（3）肝细胞癌患者，因肝右叶表面癌结节坏死破裂，导致腹腔内大出血，最后因失血性休克死亡。患者头痛、恶心、呕吐，与肝癌转移至大脑所引起的颅内压升高有关。乏力、食欲减退等消化道症状与肝硬化引起的门脉高压,胃肠道淤血,肝癌等因素有关。

【思考题】

1.溃疡病的结局如下。①愈合:溃疡由肉芽组织增生填充,周围黏膜上皮细胞再生覆盖而愈合。②出血:是溃疡病最常见的并发症。轻者因溃疡底部毛细血管破裂,大便隐血阳性;较大血管破裂可表现为呕血及便血,甚至失血性休克而危及生命。③穿孔:是溃疡病最严重的并发症。急性穿孔可引起急性弥漫性腹膜炎;慢性穿孔可引起穿孔周围脓肿或局限性腹膜炎。④幽门梗阻:多见于胃幽门部及十二指肠球部溃疡。⑤恶变:十二指肠溃疡一般不发生恶变,胃溃疡恶变发生率在1%以下。

患者可能出现的临床表现如下。①上腹部疼痛:疼痛与进食有较明显关系。胃溃疡患者的疼痛多出现于餐后2小时内,与病变部位平滑肌痉挛、胃酸刺激溃疡创面和局部神经末梢有关。②反酸、呕吐、嗳气、上腹部饱胀感:反酸主要由于胃酸刺激引起胃幽门括约肌痉挛和胃逆蠕动而致;呕吐、嗳气、上腹部饱胀感是由于胃幽门括约肌痉挛,胃内容物排空困难,滞留于胃内引起发酵及消化不良所致。

2.门脉性肝硬化:早期肝脏体积可正常或稍增大,质地正常或稍硬;晚期肝脏体积明显缩小,硬度增加。肝表面和切面呈小结节状,结节大小较一致,直径多在0.1～0.5 cm之间。坏死后性肝硬化:肝脏体积不对称性缩小,以左叶为重,变形、变硬更为显著。肝表面和切面可见较大、大小悬殊的结节,直径多超过1 cm。

3.各型病毒性肝炎病变特点见表8-1。

表 8-1　各型病毒性肝炎病变特点的比较

类　型	病　程	肉　眼	镜　下
急性 (普通型)肝炎	不超过半年	肝大,被膜紧张,表面光滑	肝细胞广泛变性(以细胞水肿为主)点状坏死,轻度炎症细胞浸润
轻度慢性肝炎	持续1年以上	肝大,表面光滑	肝细胞点状坏死,偶见轻度碎片状坏死,少量纤维组织增生,慢性炎症细胞浸润
中度慢性肝炎	持续1年以上	肝大、质硬	中度碎片状坏死及特征性桥接坏死,小叶内纤维间隔形成,但小叶结构大部分保存
重度慢性肝炎	持续1年以上	肝表面不光滑,结节状,质硬	重度碎片状坏死,大范围桥接坏死,肝细胞出现不规则再生
急性重型肝炎	10天左右	肝缩小被膜皱缩,重量减轻,切面黄或红褐色	肝细胞广泛而大片坏死,仅周边残留少量变性肝细胞,肝窦扩张充血,出血肝细胞无明显再生
亚急性重型肝炎	一至数月	肝缩小,被膜皱缩,部分区出现结节状	既有肝细胞大片坏死,又有肝细胞结节状再生

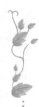

项目九
泌尿系统疾病

项目描述

认识泌尿系统常见疾病的各种形态学特点,熟悉其病理临床联系。

实验目标

1.能肉眼识别常见类型肾小球肾炎和急、慢性肾盂肾炎的大体形态学改变。

2.能在显微镜下观察急性增生性肾小球肾炎、慢性硬化性肾小球肾炎、新月体性肾小球肾炎、慢性肾盂肾炎、肾细胞癌的病理形态。

3.熟悉常见肾小球肾炎的病变特点与其临床综合征的联系。

4.掌握描述、绘图和分析讨论病例的方法,提高学习效果。

5.了解泌尿系统常见肿瘤的病变特点。

6.开展课堂讨论,训练语言表达能力,提高病理联系临床和分析解决问题的能力。

任务要求

在老师的指导下分组进行实验观察,观察任务如下。

大 体 标 本	病 理 切 片
1.急性弥漫性增生性肾小球肾炎	重点切片
2.慢性硬化性肾小球肾炎	1.急性弥漫性增生性肾小球肾炎
3.慢性肾盂肾炎	2.慢性硬化性肾小球肾炎
4.浸润性膀胱癌	3.新月体性肾小球肾炎
5.肾癌	4.慢性肾盂肾炎
	5.肾细胞癌(透明细胞型)
	示教切片
	1.急性弥漫性增生性肾小球肾炎
	2.新月体性肾小球肾炎(新月体)
	3.慢性硬化性肾小球肾炎(萎缩肾单位)
	4.慢性肾盂肾炎

任务一   大体标本观察

大体标本 1   肾脏

简要病史：男性，14 岁，蛋白尿伴水肿 2 个月，经治疗 1 个月后病情有好转，半月前继发肺部感染，治疗无效死亡。

肉眼形态：见图 9-1。

（1）两侧肾脏弥漫性对称性增大，重 180 g（正常成人肾脏重约 150 g），表面光滑，表面及切面均有不同程度充血，呈暗红色，伴少许出血点，又称蚤咬肾。

（2）切面见皮质厚约 1 cm（正常皮质厚约 0.5 cm），皮质与髓质分界不清。

诊断：急性弥漫性增生性肾小球肾炎。

大体标本 2   肾脏

简要病史：男性，58 岁，慢性肾炎病史 15 年，尿毒症 1 年，死于肺部感染。

肉眼形态：见图 9-2。

（1）双侧肾脏对称性缩小，表面布满粟粒大小颗粒，均匀分布。

（2）双侧肾脏各重约 75 g。

诊断：慢性硬化性肾小球肾炎。

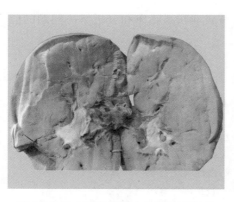

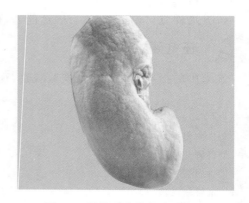

图 9-1   急性弥漫性增生性肾小球肾炎　　　　图 9-2   慢性硬化性肾小球肾炎

大体标本 3   肾脏

简要病史：女性，54 岁，反复发热伴腰痛 10 年，发病时尿路刺激症状明显，死于肾功能衰竭。

肉眼形态：见图 9-3。

（1）肾脏体积明显缩小、变形，质地变硬，肾表面可见较大的灰白色凹陷性瘢痕，故又称瘢痕性固缩肾。

（2）切面肾盂肾盏扩张变形，肾盂黏膜呈灰白色；皮髓质变薄，分界不清。

诊断：慢性肾盂肾炎。

大体标本 4　膀胱

简要病史：男性，55 岁，间歇性肉眼血尿 3 个月，B 超显示膀胱占位性病变，行膀胱切除术。

肉眼形态：见图 9-4。

（1）膀胱重约 1315 g，其内可见多个灰褐色（继发坏死、出血）菜花状肿物。

（2）膀胱壁不规则增厚，切面灰白色，质硬，癌组织浸润膀胱壁全层。

诊断：浸润性膀胱癌。

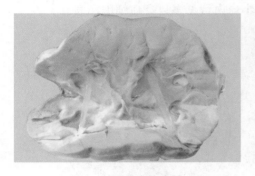
图 9-3　慢性肾盂肾炎

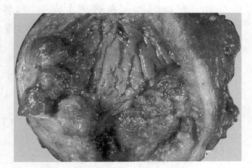
图 9-4　浸润性膀胱癌

大体标本 5　肾脏

简要病史：患者肾区疼痛 3 个月，B 超示肾脏上极占位，行肾脏切除术。

肉眼形态：见图 9-5。

（1）肿物位于肾上极，突向肾盂。

（2）肿物直径 8 cm，切面可见出血坏死灶，呈多彩外观。

（3）肿物与肾脏分界较清，残留肾组织明显受压。

诊断：肾癌。

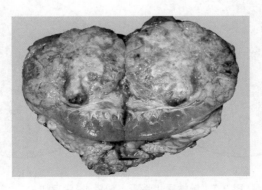
图 9-5　肾癌

任务二　病理切片观察

病理切片 1　肾脏

简要病史：男性，8 岁，水肿伴血尿 2 个月，后行肾脏穿刺活检。

镜下形态：见图 9-6。

（1）大多数肾小球体积增大，肾小管管腔狭窄，腔内可见蛋白性物质，呈淡红色。

（2）高倍镜见肾小球毛细血管内皮和系膜细胞肿胀，数目增多。

（3）肾球囊因毛细血管增大而变窄，肾小球内可见多数炎症细胞浸润。

诊断：急性弥漫性增生性肾小球肾炎。

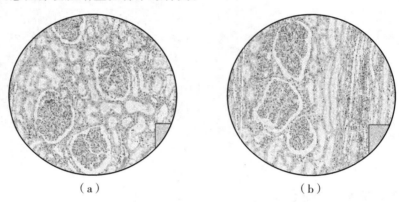

（a）　　　　　　　　　　（b）

图 9-6　急性弥漫性增生性肾小球肾炎（病理切片，200×）

病理切片 2　肾脏

简要病史：与本项目大体标本 2 相同。

镜下形态：见图 9-7。

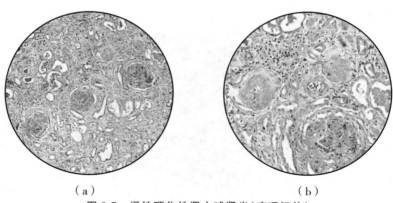

（a）　　　　　　　　　　（b）

图 9-7　慢性硬化性肾小球肾炎（病理切片）

（1）低倍镜见"肾小球集中现象"。

（2）病变弥漫，大部分肾单位纤维化，玻璃样变性。

（3）残存肾单位代偿性肥大，肾小管内见蛋白管型。

（4）间质纤维组织增生，炎症细胞浸润，小动脉壁增厚，管腔狭窄。

诊断:慢性硬化性肾小球肾炎。

病理切片 3 肾脏

简要病史:男性,45 岁,进行性少尿,氮质血症 1 个月。

镜下形态:见图 9-8。

（1）低倍镜见大部分肾小球有新月体形成,肾小管上皮细胞水肿明显。

（2）高倍镜见新月体主要由壁层上皮细胞和渗出的单核细胞组成,呈环状或半月状围绕肾小球毛细血管丛,肾球囊闭塞。

（3）部分肾小球可见纤维化,并可见纤维性新月体。

诊断:新月体性肾小球肾炎。

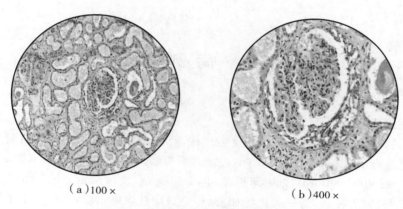

（a）100×　　　　　（b）400×

图 9-8　新月体性肾小球肾炎(病理切片)

病理切片 4　肾脏

简要病史:与本项目大体标本 3 相同。

镜下形态:见图 9-9。

（1）肾间质弥漫纤维化,炎症细胞浸润,小动脉壁增厚、硬化。

（2）部分肾小管萎缩,部分肾小管扩张,管腔内可见蛋白或颗粒管型。

（3）部分肾球囊壁增厚,部分肾小球已发生纤维化,甚至玻璃样变性。

诊断:慢性肾盂肾炎。

病理切片 5　肾脏

简要病史:与本项目大体标本 5 相同。

镜下形态:见图 9-10。

（1）低倍镜见癌组织呈巢状或索状，肿瘤间质较少，血管丰富，可见出血、坏死灶。

（2）高倍镜见癌细胞体积较大，呈圆形或多角形，胞质丰富、透明，核小而深染。

诊断：肾细胞癌（透明细胞型）。

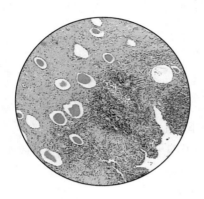 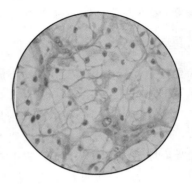

图 9-9　慢性肾盂肾炎（病理切片）　　　　图 9-10　肾细胞癌（透明细胞型）（病理切片）

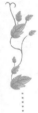
任务三　病例讨论

【病史摘要】

张某，男性，48岁，5年前受凉感冒后出现面部水肿，以眼睑为甚，逐渐遍及四肢及全身，尿量逐渐减少，500～600 mL/d，经治疗后好转。近半年来，下肢水肿加重，尿量增多，每天 2500～3000 mL，以夜间更多，伴头痛头晕，食欲减退。5天前感到心慌气闷，不能平卧，视力模糊，近一天症状加重，伴全身皮肤瘙痒，就诊入院。十余年前曾有面部水肿、乏力，平时有咽炎，易感冒。

入院体格检查：体温 38.7 ℃，心率 114 次/分，呼吸 38 次/分，血压 165/100 mmHg。急性病容，精神差，半卧位，全身中度凹陷性水肿，以面部及手足部明显。双侧颈静脉怒张，心界稍扩大，律齐，可闻及心包摩擦音，两肺可闻及湿啰音。腹部膨隆，可叩及移动性浊音。肝右肋下 2 cm，质地中等，脾于左肋下 2.5 cm，质软。

入院后给予低盐、低蛋白饮食，经强心、利尿、抗感染等药物治疗，效果不佳，患者逐渐烦躁、嗜睡、昏迷，经抢救无效死亡。

【尸检摘要】

（1）心脏：① 心脏体积增大，重量 400 g（正常心脏重约 270 g）；② 左心室肌层明显肥厚，厚度为 2～2.5 cm（正常厚度为 0.8～1.2 cm）。

诊断： ＿＿＿＿＿＿＿＿＿＿＿＿＿＿＿＿＿＿＿＿＿＿＿＿＿＿＿＿＿＿

（2）肺：① 肺脏呈暗红色，体积增大，双肺下叶有暗红色实变区和灰白色半透明区；② 镜下见细支气管内有以中性粒细胞为主的炎性渗出物，部分支气管上皮细胞坏死脱落。炎症灶周围肺组织代偿性肺气肿。

诊断：_____

（3）肾：① 两侧肾脏均缩小，左肾重 80 g，右肾重 82 g，质硬，表面呈均匀一致细颗粒状；② 切面皮质变薄，纹理不清；③ 镜下见多数肾小球纤维化、玻璃样变，所属肾小管萎缩、消失，间质纤维化，细小动脉硬化、玻璃样变，部分肾小球代偿性肥大，所属肾小管代偿性扩张，部分肾小管内可见管型。

诊断：_____

（4）脑：① 脑回肿胀增宽，脑沟变浅；脑组织中有大量尿素沉积；② 神经细胞变性，部分区域可见小软化灶形成。

诊断：_____

【病例讨论题】

（1）实验前准备好临床病理讨论的发言提纲。

（2）以上尸检的脏器各发生了什么病变？请作出诊断并用病理知识来解释其发生原因。

（3）请用箭头表示各脏器的病变联系。

任务四　实践练习

（1）绘出急性弥漫性增生性肾小球肾炎的镜下病变。
（2）标出慢性硬化性肾小球肾炎（见图 9-7）的光镜下病变特点。
（3）标出新月体性肾小球肾炎（见图 9-8）的新月体结构。
（4）标出慢性肾盂肾炎（见图 9-9）镜下形态特点。

任务五　课外拓展活动

要求同学们以 5～8 人为一个小组，到医院的肾内科或外科，访问一些肾炎患者或泌尿系统肿瘤患者，了解肾脏疾病发生发展的情况，并有哪些相关的临床表现，并用所学的病理知识给予解释。

活动提示：老师可先联系好医院的相关科室，并指导小组成员一起设计一份调查表，再以小组为单位到医院访问患者，回来后请小组成员们通力合作，共同完成一份调查报告，并向全班的同学作汇报，老师和其他小组学生共同参与评价。

· · · · · · · · · · · · · · · · · 思考题 · · · · · · · · · · · · · · · ·

1. 试根据急性肾小球肾炎的病理变化解释其相应的临床症状，如尿的改变、水肿、高血压等。

2. 请比较肾小球肾炎与肾盂肾炎的异同。

3. 简述肾癌的病理变化和扩散途径。

4. 哪些疾病可出现血尿？如何鉴别？

5. 在所学过的病理课程中，哪些疾病可以累及肾脏？

参考答案

【病例讨论题】

（1）略。

（2）尸检的脏器病变及主要原因如下。① 心脏：高血压病，向心性肥大，由于心脏长期后负荷增加所致。② 长期慢性肾小球肾炎导致继发性颗粒性固缩肾。③ 肺部细菌感染导致小叶性肺炎。④ 尿毒症时脑部萎缩伴脑软化。

（3）各脏器的病变联系如下图（图 9-11）。

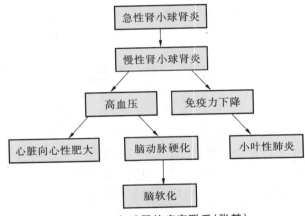

图 9-11　各脏器的病变联系（张某）

【思考题】

1. 急性肾小球肾炎时大多数肾小球毛细血管内皮细胞肿胀、增生，系膜细胞明显增生、肿胀，毛细血管受压，管腔狭窄，导致肾小球滤过率下降，故出现少尿及氮质血症。由于体内水钠潴留，可出现水肿、高血压。由于部分毛细血管壁破坏，通透性增强，蛋白和红细胞可以通过滤过膜，故出现蛋白尿、血尿。

2. 肾小球肾炎的发病与变态反应有关，为变态反应性炎症，主要累及肾小球，临床表现主要为尿量和尿质的变化，高血压，贫血，氮质血症；肾盂肾炎是由细菌感染引起的化脓性炎症，主要累及肾盂、肾间质肾小管。临床表现在发病初期主要为发热、尿路刺激征、白细胞增高等；慢性阶段出现慢性肾功能衰竭的一系列表现。

3. 癌组织多位于肾脏上、下两极，呈多彩样外观；低倍镜见癌组织呈巢状或索状，肿瘤间质较少，血管丰富，可见出血、坏死灶；高倍镜见癌细胞体积较大，呈圆形或多角形，胞质透亮、丰富，核小而深。多经血道转移。

4. 肾癌、肾炎、膀胱乳头状瘤等，根据临床表现和活检可以鉴别。

5. 高血压——原发性颗粒性固缩肾；动脉粥样硬化——瘢痕性固缩肾；慢性肾小球肾炎——继发性颗粒性固缩肾；慢性肾盂肾炎——肾脏固缩变形。

项目十
生殖系统、乳腺疾病与
内分泌疾病

项目描述

认识生殖系统、乳腺及内分泌的常见病的病变表现，熟悉其病理与临床的联系。

实验目标

1. 能肉眼识别生殖系统、乳腺及内分泌系统的常见病的大体形态特征。
2. 能用显微镜观察子宫颈癌、葡萄胎和绒毛膜癌、乳腺癌等疾病的病理特点。
3. 掌握描述、绘图和分析、讨论病例的方法，提高学习效果。
4. 开展课堂讨论，训练语言表达能力，提高病理联系临床和分析解决问题的能力。

任务要求

在老师的指导下分组进行实验观察，观察任务如下。

大 体 标 本	病 理 切 片
1. 子宫多发性平滑肌瘤	**重点切片**
2. 子宫颈癌（内生浸润型）	1. 子宫颈原位癌
3. 葡萄胎	2. 子宫颈鳞状细胞癌
4. 子宫绒毛膜癌	3. 葡萄胎
5. 卵巢浆液性囊腺瘤	4. 子宫绒毛膜癌
6. 卵巢黏液性囊腺瘤	5. 乳腺浸润性导管癌
7. 前列腺癌	**示教切片**
8. 乳腺纤维腺瘤	1. 宫颈不典型增生、原位癌
9. 结节性甲状腺肿（非毒性甲状腺结节期）	2. 子宫颈鳞状细胞癌
10. 毒性甲状腺肿（甲状腺功能亢进症）	3. 乳腺癌（硬癌、髓样癌）
11. 甲状腺癌	4. 毒性甲状腺肿
	5. 甲状腺癌

任务一　大体标本观察

大体标本 1　子宫

简要病史: 女性,43 岁,因月经量增多 3 年,发现下腹包块 1 年多入院。月经量多,有血块,伴痛经。行经期长达 10 多天,有时经期间出血。盆腔检查:子宫约孕 20 周大小,可触及多个质硬结节。B 超显示子宫增大,形态失常,肌壁间多发中低回声,最大者直径 10 cm。作全子宫切除手术。

肉眼形态: 见图 10-1。

(1) 在子宫各层可见直径 5～10 cm 圆形或卵圆形结节 4 个。

(2) 肿物质硬,边界清楚。

(3) 肿物的切面隆起,灰白或淡粉红色,肌纤维束纵横交错,排列紊乱。

诊断: 子宫多发性平滑肌瘤。

大体标本 2　子宫

简要病史: 女性,53 岁,绝经 4 年,出现不规则阴道流血 3 个多月,间或伴腥臭白带。宫颈显著肥厚,呈菜花状,边缘硬。左侧宫旁有明显浸润,阴道正常。作子宫全切术。

肉眼形态: 见图 10-2。

(1) 癌组织向宫颈管浸润,宫颈体积明显增大,增厚,宫颈处癌组织呈灰白、灰黄色,质硬。

(2) 子宫体未见明显的肿瘤浸润。

诊断: 子宫颈癌(内生浸润型)。

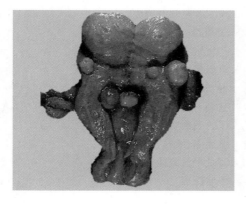
图 10-1　子宫多发性平滑肌瘤

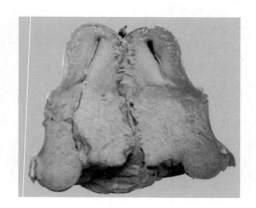
图 10-2　子宫颈癌(内生浸润型)

大体标本3　子宫内刮出物

简要病史：女性，30岁，停经3个月，阴道流血1周。阴道流血量不多，伴有恶心、呕吐，下腹胀痛。宫底至脐下2横指，未闻及胎心音。尿（HCG）定性检测（＋），B超示宫腔内可见一个4.3 cm×2.6 cm稍强回声团块。行清宫术。

肉眼形态：见图10-3。

宫腔刮出物为大量圆形、椭圆形水泡，晶莹透明，状似葡萄，并有细蒂相连。

诊断：葡萄胎。

大体标本4　子宫

简要病史：女性，35岁，葡萄胎刮宫术后5个月，伴阴道不规则流血、下腹痛1个月。下腹部可扪及一个中等硬度的包块，血及尿中HCG明显升高，行子宫全切术。

肉眼形态：见图10-4。

（1）子宫明显增大，约12 cm×9 cm×7 cm。

（2）从正前12点处切开子宫，见宫后壁有一向表面突出的肿块，直径约6 cm，其质地松脆，红褐色，表面有出血（灰褐色）、坏死（灰黄色），与子宫壁分界不清，呈浸润性生长。

诊断：子宫绒毛膜癌。

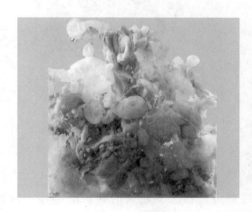

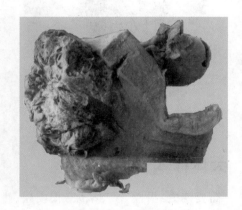

图10-3　葡萄胎　　　　　　　　　　图10-4　子宫绒毛膜癌

大体标本5　卵巢

简要病史：女性，28岁，怀孕时作产前检查发现下腹部包块。足月妊娠行剖宫产术，术中同时行左侧卵巢切除术。

肉眼形态：见图10-5。

（1）肿物直径8.5 cm，呈囊性；表面光滑；包膜完整；囊内充满淡黄色澄清液体，切开肿物时即流失；囊壁薄，囊内布满大小不等乳头状肿物，灰白色，较细腻。

（2）肿物未见正常的卵巢组织，但其表面可见附着的输卵管一段。

诊断：卵巢浆液性囊腺瘤。

大体标本 6　卵巢

简要病史：女性，47 岁，健康体检时发现腹部巨大包块，剖腹探查行左侧附件和肿物的切除术。

肉眼形态：见图 10-6。

（1）未见正常的卵巢组织，见一个表面附着输卵管的肿物。

（2）肿物约 15 cm×10 cm×8 cm，表面较光滑，囊壁厚薄不一；切面由大小不等的囊腔构成（多房性），腔内充满灰白色半透明胶冻状黏液（大部分黏液切开时已流走），囊内壁薄而光滑，无乳头形成。

诊断：卵巢黏液性囊腺瘤。

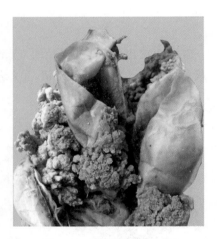 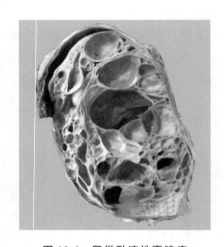

图 10-5　卵巢浆液性囊腺瘤　　　　图 10-6　卵巢黏液性囊腺瘤

大体标本 7　前列腺

简要病史：男性，70 岁，尿频、夜尿、排尿费力。临床诊断为前列腺增生症。行前列腺电切术，病理活检诊断为前列腺癌。行根治性前列腺切除术。

肉眼形态：见图 10-7。

可见灰白色多结节融合性肿块，切面见坏死、出血灶，肿块无明显包膜，质硬。

诊断：前列腺癌。

大体标本 8　乳腺

简要病史：女性，40 岁，乳房胀痛并累及双上肢痛。左侧乳房可触及一个鸡蛋大的肿块，质地略硬，可活动，触痛。局部切除肿物。

肉眼形态：见图 10-8。

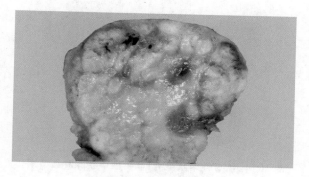

图 10-7 前列腺癌

（1）肿物呈球形，有完整包膜。

（2）切面灰白色，可见交叉分布的纤维条索，实性，质地均匀。

诊断：乳腺纤维腺瘤。

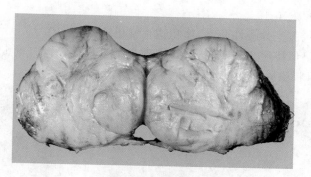

图 10-8 乳腺纤维腺瘤

大体标本 9 乳腺

简要病史：见项目五大体标本 5。

肉眼形态：请注意乳腺癌肿块表面皮肤的特征性变化及癌组织生长的特点。

诊断：乳腺癌。

大体标本 10 甲状腺

简要病史：女性，43 岁，颈部肿物 3 年，体积逐渐增大，并出现吞咽困难、声音嘶哑等压迫症状而入院就诊，行甲状腺切除术。

肉眼形态：见图 10-9。

（1）甲状腺呈不对称性肿大，表面有不规则结节状突起，结节直径为 0.5～3 cm，大小不等，包膜较完整，质地中等。

（2）切开甲状腺组织呈灰褐色，结节边界清楚，可有出血、坏死、囊性变、钙化等继发性改变。

诊断：结节性甲状腺肿（非毒性甲状腺肿结节期）。

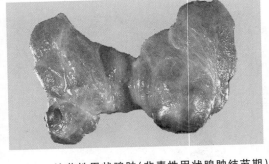

图 10-9　结节性甲状腺肿(非毒性甲状腺肿结节期)

大体标本 11　甲状腺

简要病史:女性,35 岁,甲状腺肿大半年,伴心悸手颤、食欲增加、体重减轻、多汗、眼球突出等症状。行甲状腺次全切除术。

肉眼形态:见图 10-10。

(1) 双侧甲状腺呈弥漫性肿大,体积达正常甲状腺的 2 倍。

(2) 甲状腺仍保持甲状腺原有形状,表面光滑,切面红褐色,质实如肌肉。

诊断:毒性甲状腺肿。

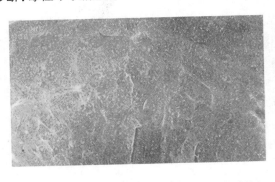

图 10-10　毒性甲状腺肿(甲状腺功能亢进症)

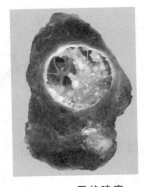

图 10-11　甲状腺癌

大体标本 12　甲状腺

简要病史:女性,38 岁,无意中触到右侧颈部结节性肿块半年,最近 1 个月自觉肿块增大明显。术前肿块尚可随手指上下移动,未有明显痛感。行甲状腺右叶全切及双颈淋巴结清扫术。

肉眼形态:见图 10-11。

(1) 甲状腺组织中可见灰白色的肿块,直径为 3.5 cm,可见不完整包膜。

(2) 切面见灰白色的瘤组织,呈粗颗粒状,质地较硬,部分呈细绒毛状的乳头,质软。

诊断:甲状腺癌。

任务二 病理切片观察

病理切片 1 子宫颈

简要病史：女性，32 岁，接触性阴道出血，分泌物呈白色，稀薄如米泔样，伴有腥臭。宫颈活检局部呈 CINⅡ级～Ⅲ级，随后行宫颈锥切术。

镜下形态：见图 10-12。

（1）低倍镜：沿子宫颈黏膜上皮层移动切片，可见子宫颈鳞状上皮由正常逐渐出现增生，向非典型增生、原位癌过渡。子宫颈黏膜上皮层的基底膜完整，间质无浸润。

（2）高倍镜：异型性增生的上皮细胞层次增多、排列紊乱、极性消失；核大小不等、染色深、核浆比例失常，可见病理性核分裂象。

诊断：子宫颈原位癌。

病理切片 2 子宫颈

简要病史：见本项目大体标本 2。

镜下形态：见图 10-13。

（1）低倍镜：癌组织突破上皮层的基底膜向深部浸润性生长，呈巢状，部分癌巢中心形成红染角化物质（角化珠）。

（2）高倍镜：①癌细胞异型性明显，核浆比例失调，核分裂象易见；②癌细胞间有时可见到细胞间桥；③间质伴多量炎症细胞浸润。

诊断：子宫颈鳞状细胞癌。

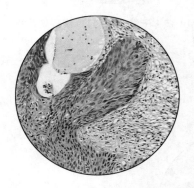

图 10-12 子宫颈原位癌（病理切片）

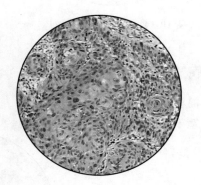

图 10-13 子宫颈鳞状细胞癌（病理切片）

病理切片 3 子宫内刮出物

简要病史：见本项目大体标本 3。

镜下形态：见图 10-14。

（1）低倍镜：胎盘绒毛肿大，绒毛间质高度水肿，染色变淡，间质中不见血管。

（2）高倍镜：①绒毛间质高度水肿，间质内血管消失；②绒毛表面细胞滋养层细胞和合体滋养层细胞增生活跃，有的形成团块。合体细胞胞质红染，核大深染不规则，细胞边界不清，细胞滋养层细胞胞质淡染，核圆形或椭圆形，细胞呈镶嵌状排列，可见核分裂象。

诊断：葡萄胎。

病理切片4　子宫腔内肿物

简要病史：见本项目大体标本4。

镜下形态：见图10-15。

（1）低倍镜：癌组织由两种细胞组成，无绒毛，无间质和血管，癌组织侵入子宫平滑肌层，伴有出血坏死和炎症细胞浸润。

（2）高倍镜：①一种癌细胞与细胞滋养层细胞相似，细胞界限清楚，胞质丰富而淡染，核大而圆，核膜增厚，核空泡状；②另一种癌细胞与合体滋养层细胞相似，体积大，形态不规则，胞质丰富红染或嗜双色，核长椭圆形，深染；③两种癌细胞多少不等，彼此紧密镶嵌，组成不规则的团块状或条索状。

诊断：子宫绒毛膜癌。

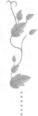

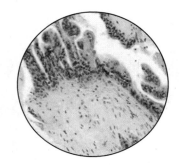

图 10-14　葡萄胎（病理切片）

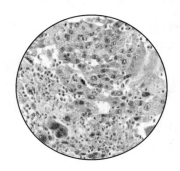

图 10-15　子宫绒毛膜癌（病理切片）

病理切片5　乳腺肿物

简要病史：见本项目大体标本9。

镜下形态：见图10-16。

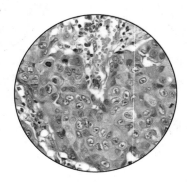

图 10-16　乳腺浸润性导管癌（病理切片）

（1）低倍镜：癌细胞呈实性团块状或小条索状，部分呈腺体状，浸润于纤维间质中，实质与间质的量大致相等。间质中见较多淋巴细胞浸润。

（2）高倍镜：癌细胞呈多角形，核大深染，多见病理性核分裂象。

诊断：乳腺浸润性导管癌。

【示教切片】

乳腺浸润性导管癌的两种特殊类型癌的形态特征描述如下。

1.乳腺硬癌

（1）低倍镜：在大量胶原纤维中见散在的条索状或小团块状排列的癌巢。

（2）高倍镜：细胞大小不一，核深染，可见核分裂象。常呈实体、条索状排列，有形成腺体的趋势。

2.乳腺髓样癌

（1）低倍镜：癌细胞多呈片状排列，间质较少。

（2）高倍镜：癌细胞呈卵圆形或多角形，胞质丰富，胞核异型明显，大而深染，易见核分裂象和瘤巨细胞。

任务三　病　例　讨　论

【病史摘要】

女性，35 岁，孕$_2$产$_1$。1 年前妊娠 5 个月后流产，诊断为葡萄胎，行刮宫 3 次。未作 HCG 检测。近 3 个月来阴道不规则流血，并有咳嗽、咯血、胸痛、头痛、抽搐等症状，伴全身乏力，食欲减退，体重下降。死亡前 1 天早晨起床突感头痛，随即倒地，陷入昏迷，瞳孔散大，最终呼吸、心跳停止而死亡。

【尸检摘要】

女性尸体，呈消瘦贫血状，腹腔内有血性液体约 500 mL，双侧胸腔中也有同样性状液体 150 mL。

（1）心脏：重 330 g，外膜光滑，未见增厚、粘连。

（2）肝：重 3200 g，表面和切面有数个直径 1～2.5 cm 的出血性结节，结节中心有出血坏死，中心凹陷，形成癌脐，有融合（见项目五图 5-8）。

（3）肺：表面有直径 1 cm 的暗红色结节，伴出血、坏死。

（4）脑：表面有多个出血性病灶，直径 1.5 cm，脑组织水肿。重 1180 g，脑沟加深，脑回变窄，脑实质变薄。

（5）子宫：后壁见直径 3 cm 的出血性结节，暗红色，与周围组织分界清楚，质脆而软，无包膜，浸润子宫肌层并穿破肌壁达浆膜，在盆腔也有不规则出血性肿块。

（6）卵巢：两侧卵巢可见黄体囊肿。

病理镜检：取肝、肺、子宫等处的血性结节作病理组织学检查，镜下均为大片出血、坏死组织，边缘可见恶性肿瘤细胞。部分瘤细胞境界清楚，胞质空淡，核圆，染色较淡；

另一部分瘤细胞体积较大,呈合体状,形状不规则,胞质较红染,核为多个,深染。两种瘤细胞混杂在一起,排列呈片块状或条索状。肝、肺、子宫等处的血性结节均含上述恶性肿瘤细胞,均呈浸润性生长。

【病例讨论题】

(1) 死者患了什么疾病? 可能的死亡原因是什么?

(2) 该疾病是如何发展的? 试解释其临床表现。

任务四　实　践　练　习

(1)标出子宫颈原位癌中的异型性癌细胞(见图 10-12)。

(2)标出宫颈鳞状细胞癌(见图 10-13)中癌巢和癌珠的结构。

(3)绘出葡萄胎的镜下形态结构。

(4)标出子宫绒毛膜癌(见图 10-15)镜下的两种不同形态的癌细胞。

(5)标出乳腺浸润性导管癌(见图 10-16)的实质和间质。

任务五　课外拓展活动

请同学们以 5～8 人为一个小组,到医院的妇产科或内分泌专科,访问一些患者,了解妇科或内分泌专科疾病的发生情况及其临床特点。

思考题

1.平滑肌瘤的生长方式多是什么? 对子宫的形态和功能有何影响?

2.子宫颈鳞癌主要的癌前病变是什么? 常见的蔓延、扩散方式有哪些?

3.葡萄胎常见于什么情况下? 应从哪些方面区分葡萄胎、侵袭性葡萄胎及绒毛膜癌?

4.绒毛膜癌有无间质? 它的营养来自哪里?

5.卵巢浆液性囊腺瘤在什么情况下容易恶变?

6.怎样区别黏液性囊腺瘤与浆液性囊腺瘤?

7.前列腺癌为什么会引起排尿困难? 可发生哪些部位的转移?

8.临床作乳腺体检时,为什么乳腺纤维腺瘤是可以活动的?

9.乳腺癌的肿块表面皮肤为什么会出现橘皮样外观?

10.结节性甲状腺肿患者为什么会出现吞咽困难、声音嘶哑等压迫症状?

11.试分析甲状腺功能亢进症的病理与临床联系。

12.试述甲状腺腺癌的病理组织学类型及其预后。

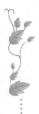

参考答案

【病例讨论题】

（1）死者患绒毛膜癌，合并肝、肺、脑转移。绒毛膜癌随血道转移至脑，可造成蛛网膜下腔附近脑组织水肿出血，颅内压增高，引起头痛、抽搐，甚至昏迷。如形成脑疝，呼吸及心血管活动中枢受压，患者可发生呼吸、心跳停止，导致突然死亡。

（2）患者首先发生葡萄胎，并继发绒毛膜癌。绒毛膜癌侵袭子宫，可突入宫腔，癌组织质脆而软，极易出血坏死，引起阴道不规则流血。绒毛膜癌转移到肝脏可引起食欲减退、消瘦。绒毛膜癌转移到肺侵袭支气管，引起咳嗽、咯血，转移灶侵及胸膜，可引起胸痛。绒毛膜癌转移到脑可引起头痛、抽搐甚至昏迷死亡。

【思考题】

1. 子宫平滑肌瘤多是膨胀性生长方式。它会导致子宫变形，且使月经周期缩短，经量增多，经期延长及不规则阴道出血等。少数可导致不孕，长期患者可出现继发性贫血。

2. 主要的癌前病变有子宫颈慢性炎症，宫颈糜烂等。蔓延扩散方式有直接蔓延、淋巴道转移和血道转移。

3. 足月产、早产及流产后都可能出现葡萄胎。葡萄胎清除后6个月内可发生侵袭性葡萄胎。而足月产、早产、流产及葡萄胎、侵袭性葡萄胎都可能继发绒毛膜癌。上述绒毛膜滋养层三种肿瘤的区别如表10-1所示。

表 10-1 葡萄胎、侵袭性葡萄胎和绒毛膜癌的区别

		葡 萄 胎	侵袭性葡萄胎	绒 毛 膜 癌
病理变化	肉眼观	宫腔内见有细蒂相连的大小不等的水泡，状似葡萄串	水泡状绒毛组织侵入宫壁深层组织	宫壁内见暗红色、质脆的血肿样结节
	镜下观	绒毛的特点：①间质显著水肿；②血管减少或消失；③细胞滋养层和合体滋养层两种上皮增生活跃	绒毛有以下两个特点：①绒毛肿大，滋养层两种上皮增生及其异型性更明显；②绒毛侵入宫壁深层，甚至侵袭血管	癌组织的特点：①由高度增生、异型性明显的绒毛膜滋养层两种上皮混杂而成；②无绒毛结构；③无结缔组织和血管的间质
临床病理联系		①停经及不规则阴道流血甚至见水泡状物；②子宫增大，与妊娠月份不同步；③HCG水平显著升高；④可有卵巢黄素囊肿	除葡萄胎的表现外，还可有：①绒毛向局部侵袭的表现；②少数可有向远处转移的症状	除葡萄胎的表现更突出外，还常有：转移癌的症状（早期绒癌组织最常经血道移至肺）

4. 绒毛膜癌没有间质。它依靠侵袭宿主的血管获取营养。

5. 浆液性乳头状囊腺瘤易恶变，且乳头多向囊外生长。

6. 浆液性囊腺瘤囊性，壁薄，囊内可见清澈液体，囊内壁多光滑也可有乳头，切面多为单房也可为多房。黏液性囊腺瘤切面多为多房囊性，囊内充满胶冻样黏液，囊内

很少有乳头生长。

7.前列腺癌可以阻塞尿道内口或者压迫、延长、扭曲尿道,导致排尿困难。最先侵犯的淋巴结是闭孔-髂内链,其次是远处转移,常见转移至精囊、膀胱颈和淋巴结,另外骨转移也较常见。

8.乳腺纤维腺瘤多呈膨胀性生长,与周围组织无粘连,包膜完整。

9.癌组织广泛侵犯乳房皮下和皮内淋巴管导致局部皮肤出现水肿,由于皮肤和皮下组织的联结在毛囊部位最为紧密,因而在毛囊处形成许多点状小孔,使皮肤酷似橘子皮状,尤其当水肿加剧时,每个毛囊根部因受到牵拉,即出现许多凹陷,形成橘皮样水肿。

10.肿大甲状腺压迫食管引起吞咽困难;压迫喉返神经引起声音嘶哑。

11.滤泡增生→甲状腺对称弥漫性肿大;甲状腺激素分泌增加→甲亢(高代谢→产热多→皮肤温暖、多汗、心输出量增加,易饿多食、体得减轻;交感神经兴奋→心悸、易激动、震颤);免疫损伤球后软组织水肿、淋巴细胞浸润及眼肌肿胀→突眼。

12.甲状腺癌的类型有多种,包括甲状腺乳头状癌、滤泡癌、髓样癌、未分化癌、幼年甲状腺癌、甲状腺原发恶性淋巴瘤、甲状腺转移癌等。乳头状癌最多见,占60%～80%,与肿瘤的恶性程度、大小、发现早晚及患者健康状况、年龄、性别均有一定关系。甲状腺滤泡癌约占甲状腺癌的15%,预后稍差。髓样癌更少,仅占甲状腺癌的3%～10%,恶性程度稍高。未分化癌少见,恶性程度最高,预后差。其他癌更少见。

项目十一
传染病与寄生虫病

 项目描述

学会观察常见传染病及寄生虫病的形态学表现，熟悉传染病的共同特性。

 实验目标

1.能肉眼识别结核病、肠伤寒、细菌性痢疾、流行性脑脊髓膜炎和流行性乙型脑炎、肠阿米巴痢疾等传染病与寄生虫病的大体形态特征。

2.能用显微镜观察肺结核、肠伤寒、细菌性痢疾、流行性脑脊髓膜炎等传染病与寄生虫病的病理形态改变。

3.熟悉常见传染病与寄生虫病的病变特点与其临床表现的联系。

4.掌握描述、绘图和分析、讨论病例的方法，提高学习效果。

5.开展课堂讨论，训练语言表达能力，提高病理联系临床和分析、解决问题的能力。

 任务要求

在老师的指导下分组进行实验观察，观察任务如下。

大 体 标 本	病 理 切 片
1.急性粟粒性肺结核	重点切片
2.慢性纤维空洞型肺结核	1.急性粟粒性肺结核——结核结节
3.结核球	2.肠伤寒——伤寒细胞
4.肾结核	3.细菌性痢疾
5.肠结核	4.流行性脑脊髓膜炎
6.肠伤寒（髓样肿胀期、溃疡期）	5.肠阿米巴痢疾
7.细菌性痢疾	6.肝血吸虫病——慢性虫卵结节
8.肠阿米巴痢疾	示教切片
9.流行性脑脊髓膜炎	1.结核结节
	2.干酪样肺炎

任务一　大体标本观察

大体标本 1　肺

简要病史: 女性,3岁,高热、嗜睡、呼吸困难 2 天,两肺散在细湿啰音,胸片显示双肺均匀分布直径 0.5~1 cm 大小、密度相同的实性病灶。

肉眼形态: 见图 11-1。

(1)组织切面及肺表面密布大小一致、灰白或灰黄色、圆形的粟粒大小之结核病灶。

(2)肺门淋巴结肿大,灰黄色。

诊断: 急性粟粒性肺结核。

大体标本 2　肺

简要病史: 男性,52岁,2年来低热、乏力、盗汗,反复咳嗽咳痰,近 1 年痰中间断带血丝。X 线检查可见右肺上叶有一厚壁空洞,结核菌素试验阳性。

肉眼形态: 见图 11-2。

(1)肺上叶有陈旧性厚壁空洞,大小约 2 cm×2 cm。

(2)空洞壁由灰白色纤维组织构成,壁内附有干酪样坏死物质。

(3)其余肺组织内可见新旧不一、大小不等的结核病灶。

(4)周围组织有明显的纤维组织增生,胸膜增厚。

诊断: 慢性纤维空洞型肺结核。

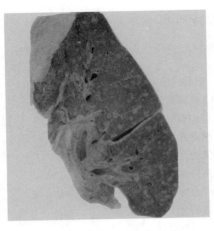
图 11-1　急性粟粒性肺结核

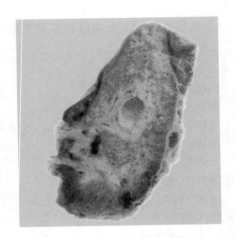
图 11-2　慢性纤维空洞型肺结核

大体标本 3　肺

简要病史:男性,44 岁,年轻时曾患肺结核病,经治疗临床症状消失。体检发现左肺上叶有一圆形致密阴影,直径约 3 cm,边界清楚。

肉眼形态:见图 11-3。

(1)肺切面有一个直径约 2.5 cm、球形、灰白色、同心层状病灶。

(2)与周围肺组织分界清楚。

诊断:结核球。

大体标本 4　肾脏

简要病史:女性,42 岁,左侧腰部疼痛 6 个月,并伴有血尿及间断性脓尿,尿中可查见结核杆菌。肾盂造影可见左肾多个空洞。

肉眼形态:见图 11-4。

(1)肾脏体积稍大,表面呈多结节状突起。

(2)切面肾实质已被破坏,可见多个大小不等的空洞。

(3)空洞内干酪样坏死物质多已排出,只剩少量黏附在空洞内壁上。

诊断:肾结核。

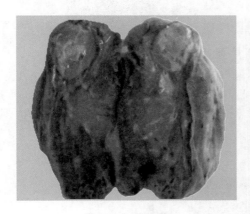　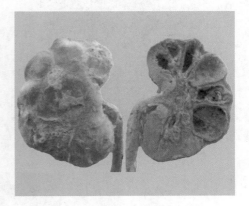

图 11-3　结核球　　　　　　　　　　图 11-4　肾结核

大体标本 5　肠

简要病史:女性,20 岁,腹痛、腹泻半年,消瘦加重 1 个月。肠镜检查病理诊断为肠结核。

肉眼形态:见图 11-5。

(1)回肠一段,黏膜面有两个横向溃疡形成,其长径与肠轴垂直。

(2)溃疡表浅,边缘不整齐,溃疡底部可见干酪样坏死物质。

诊断:肠结核。

大体标本 6 肠

简要病史：男性，28 岁，发热、寒战、头痛、腹胀 3 天，加重伴轻度腹泻 1 天。体格检查：体温 39.5 ℃，脉搏 92 次/分，呼吸 46 次/分。精神萎靡，昏睡状。胸腹壁皮肤可见直径 2～4 mm 淡红色丘疹，压之褪色。脾肋下 1.5 cm，肝肋下 1 cm。右下腹有压痛。

肉眼形态：

（1）回肠两段。

（2）髓样肿胀期（见图 11-6）：肠黏膜面见约 1 cm×2 cm 大小的病灶，病灶呈灰红色、卵圆形、质软、表面凹凸不平，似脑回状。

（3）溃疡期（见图 11-7）：髓样肿胀的肠黏膜病灶坏死脱落形成溃疡灶，呈椭圆形或圆形，边缘稍突起于黏膜表面，椭圆形溃疡的长轴与肠轴平行。

诊断：肠伤寒。

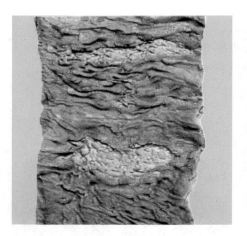

图 11-5　肠结核

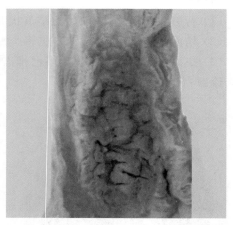

图 11-6　肠伤寒（髓样肿胀期）

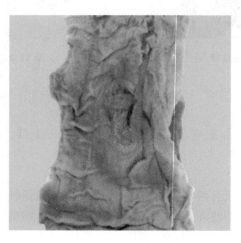

图 11-7　肠伤寒（溃疡期）

大体标本 7　结肠

简要病史：男性，8岁，发热、腹泻5天。每天排便10多次，量不多，有里急后重的感觉。大便中有黏液和脓血。

肉眼形态：见图11-8。

（1）结肠一段，肠壁增厚。

（2）肠黏膜表面弥漫性被覆薄层的灰黄色膜样物（假膜）。

（3）部分假膜脱落，形成浅表性不规则形溃疡。

诊断：细菌性痢疾。

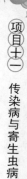

图11-8　细菌性痢疾

大体标本 8　结肠

简要病史：男性，36岁，右下腹压痛、腹泻3天，大便为咖啡色，并有明显的腥臭味。实验室检查：大便中有大量红细胞，并可查到阿米巴滋养体。

肉眼形态：见图11-9。

（1）结肠黏膜面可见部分黏膜坏死脱落形成绿豆大小溃疡。

（2）溃疡口小底大，边缘为潜行状，形成烧瓶状溃疡。

（3）病灶间肠黏膜组织正常。

诊断：肠阿米巴痢疾。

大体标本 9　脑

简要病史：女性，5岁，发热1天，呕吐2次，神志不清3小时。体格检查：体温40.5 ℃，脉搏129次/分，呼吸32次/分，血压98/70 mmHg。颈强直，屈髋伸膝征阳性。全身皮肤有散在出血点，以下肢多见。脑脊液混浊脓性，细胞数及蛋白含量增多，糖量减少，涂片及培养可见脑膜炎双球菌。入院后行抗感染等治疗，后病情恶化，抢救无效死亡。

肉眼形态：见图11-10。

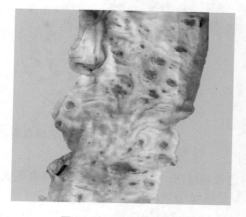

图11-9　肠阿米巴痢疾

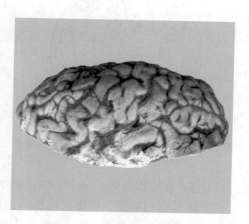

图11-10　流行性脑脊髓膜炎

（1）脑膜表面见血管（沿脑沟走行，呈黑色条索状）扩张充血。

（2）脑顶部表面可见黄白色脓性渗出物积于脑沟，使脑回增宽、脑沟变浅。

诊断：流行性脑脊髓膜炎。

任务二 病理切片观察

病理切片 1 肺

简要病史：见本项目大体标本 1。

镜下形态：见图 11-11。

（1）肺组织中可见散在的结核结节病灶。

（2）结核结节由类上皮细胞、朗格汉斯巨细胞及淋巴细胞组成。类上皮细胞呈梭形或多角形，核呈圆形或卵圆形，染色质少，甚至呈空泡状，有 1～2 个核仁，胞质丰富，淡红色，境界不清。朗格汉斯巨细胞是多数类上皮细胞互相融合形成的多核巨细胞，体积很大，直径可达 300 μm 左右，胞质丰富，其胞质突起常和类上皮细胞的胞质突起相连接，核与类上皮细胞核的形态大致相同，核数目很多，由十几个到几十个不等。核常排列在胞质的周围，呈花环状、马蹄形，或密集在胞体的一端。

（3）有的结核结节中央发生干酪样坏死，可见红染的细颗粒状坏死物聚集成片。

诊断：急性粟粒性肺结核。

病理切片 2 肠

简要病史：见本项目大体标本 6。

镜下形态：见图 11-12。

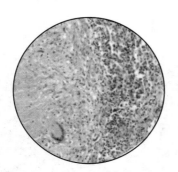

图 11-11 急性粟粒性肺结核——结核结节
（病理切片）

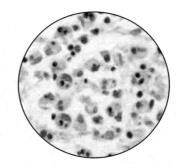

图 11-12 肠伤寒——伤寒细胞
（病理切片）

（1）肠壁各层均见充血、水肿，并有少量淋巴细胞浸润。部分区域黏膜有小溃疡形成。

（2）肠黏膜和黏膜下层淋巴滤泡内，有大量巨噬细胞增生形成伤寒小结。

（3）增生的巨噬细胞体积大，核圆形或肾形，胞质丰富、淡染、界限清楚。有时可见吞噬的红细胞、淋巴细胞及坏死碎片，也称伤寒细胞。

诊断：肠伤寒。

病理切片 3　肠

简要病史：见本项目大体标本 7。

镜下形态：见图 11-13。

（1）肠黏膜为红色假膜所覆盖，黏膜上皮和腺体大片消失。

（2）假膜由无结构的坏死物、大量纤维素及炎症细胞构成。

（3）假膜下组织充血、水肿、炎症细胞浸润。

诊断：细菌性痢疾。

病理切片 4　脑

简要病史：见本项目大体标本 9。

镜下形态：见图 11-14。

（1）蛛网膜下腔增宽并充满大量炎症细胞（中性粒细胞），毛细血管高度扩张。

（2）脑膜下脑神经细胞病变轻微。

诊断：流行性脑脊髓膜炎。

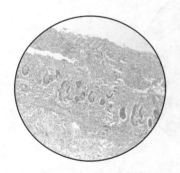
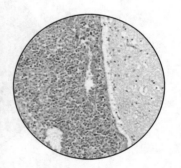

图 11-13　细菌性痢疾（病理切片）　　　　图 11-14　流行性脑脊髓膜炎（病理切片）

病理切片 5　肠

简要病史：见本项目大体标本 8。

镜下形态：见图 11-15、图 11-16。

（1）结肠黏膜大部分完整。

（2）黏膜下层可见多个局限性坏死病灶，呈口小底大的烧瓶状（见图 11-15）。

（3）在溃疡和正常组织交界处可见阿米巴滋养体（见图 11-16）。

（4）阿米巴滋养体大小类似巨噬细胞，圆形，周围常有一空隙。胞核小，胞质丰富略嗜碱，其内可见小空泡和红细胞。

诊断：肠阿米巴痢疾。

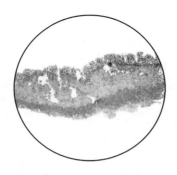

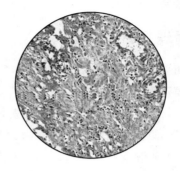

图 11-15 肠阿米巴痢疾(病理切片,低倍)　　　图 11-16 肠阿米巴痢疾(病理切片,高倍)

病理切片6　肝脏

简要病史:35岁男性患者,左下腹痛、腹泻7年,渐进性腹胀1年。体检:肝肋下3 cm,质硬,脾肿大,腹水征(＋),左下腹压痛,肠鸣音18次/分,并可见肠型蠕动波。B超:肝硬化,脾肿大。

镜下形态:见图11-17。

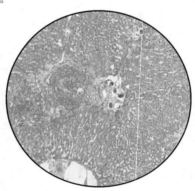

图 11-17 肝血吸虫病——慢性虫卵结节(病理切片)

(1)低倍镜下肝小叶结构存在。

(2)汇管区有一些境界清楚的慢性虫卵结节,并有大量增生的纤维组织分布在门静脉分支周围。

(3)慢性虫卵结节中央可见数个破裂、钙化的虫卵,周围有多量类上皮细胞及少量异物多核巨细胞增生,并伴有淋巴细胞浸润和纤维组织增生。

诊断:肝血吸虫病——慢性虫卵结节。

任务三　病例讨论

【病史摘要】

　　男性,23岁,20天前受寒感冒出现头痛,并伴有畏寒、发热的症状,以后出现剧烈的头痛，以前额为甚。1周前开始出现喷射状呕吐，呕出物为食物，无血，经当地医院按感冒治疗症状无改善。2天前出现双下肢麻木、乏力症状。既往无特殊病史。

体格检查：体温 39 ℃，脉搏 109 次/分，血压 115/75 mmHg。痛苦病容，嗜睡，神志恍惚，瞳孔等大对称，对光反射存在，颈强直，无颈静脉怒张。心、肺检查未见异常，腹部有压痛。神经系统检查：浅反射及腹壁反射减弱，浅感觉存在，深感觉减弱，膝反射和跟腱反射未出，克氏征、布氏征阳性。

实验室检查：白细胞 $9.1 \times 10^9/L$，中性粒细胞 0.59，淋巴细胞 0.41。脑脊液检查：压力高，糖低，蛋白高，细胞数高，氯化物明显减少，抗酸杆菌阳性。

X 线检查：双肺上部各有一个结节状阴影，边缘见模糊云雾状。

【病例讨论题】

(1) 根据所给病例资料给患者作出诊断，并写出诊断依据。

(2) 本例的症状、体征、实验室检查的阳性结果是由什么原因引起的？

(3) 用箭头表示各病变之间有什么联系？

任务四　实践练习

(1)请绘出急性粟粒性肺结核镜下典型病变——结核结节的结构。

(2)请标出肠伤寒（见图 11-12）光镜下的成分名称。

任务五　课外拓展活动

请同学们通过网络或图书收集结核病、艾滋病的预防资料，制作相关的宣传小册子或广告宣传画，由老师带队到附近社区开展结核病、艾滋病的宣教活动。

思考题

1.粟粒性肺结核病是如何发生的？

2.慢性纤维空洞型肺结核是由哪型肺结核发展过来的？有哪些病理特点？

3.什么是结核球？结核球是怎么形成的？

4.肾结核为什么容易形成结核空洞？结局如何？

5.伤寒病与一般急性炎症有哪些区别？

6.阿米巴痢疾与细菌性痢疾有哪些区别？

7.在所学的疾病中有哪些是属于肉芽肿性炎？结构各有何特点？

8.在所学的消化道疾病中，请你试着比较各疾病溃疡灶的好发部位及肉眼形态。

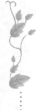

参考答案

【病例讨论题】

（1）诊断：①浸润型肺结核，②结核性脑膜炎。诊断依据如下。①X 线检查：双肺上部各有一个结节状阴影，边缘见模糊云雾状。②颅内压增高：剧烈头痛；喷射性呕吐。③脑膜刺激症状：颈强直，克氏征、布氏征阳性。④白细胞分类计数淋巴细胞增多。⑤脑脊液检查：压力高，糖低，氯化物明显减少，抗酸杆菌阳性。

（2）颅内压增高是由脑膜血管扩张充血、蛛网膜下腔大量炎性渗出物聚集以及脑脊液重吸收障碍所引起。脑膜刺激征是因炎症累及颈神经根周围的蛛网膜和软脑膜，使脊神经根在通过椎间孔时受压，在颈部或背部肌肉运动时出现疼痛，于是颈部肌肉产生保护性痉挛，出现颈强直。腰骶部肌肉的保护性痉挛可引起克氏征阳性。

（3）患者受寒感冒→机体抵抗力低下→肺部原来非活动的肺结核病进展→浸润性肺结核→结核性脑膜炎。

【思考题】

1. 肺内原发病灶扩大，侵入肺静脉分支，大量结核杆菌一次性入血，结核杆菌经左心播散到全身，引起肺、脾、肝、肾、脑等器官的全身粟粒性结核。急性粟粒性肺结核多为全身粟粒性结核的一部分，少数为干酪样坏死破入附近静脉（如无名静脉、颈内静脉等）通过右心引起肺的播散。慢性粟粒性肺结核多为肺外（如肾、骨等）器官结核经长时间多次、少量、间歇性入血，在肺内先后引起大小不一、新旧不一的病变。

2. 多在浸润型肺结核形成急性空洞的基础上发展而来。病变特点：①在肺内有一个或多个厚壁空洞形成；②在同侧肺组织，有时也可在对侧肺组织，特别是肺下叶可见由支气管播散引起的很多新旧不一、大小不等、病变类型不同的病灶，部位愈往下病变愈新鲜；③肺内广泛纤维组织增生。

3. 结核球又称结核瘤，是孤立的有纤维包裹的境界分明的球形的干酪样坏死灶，直径2～5 cm。多为一个，有时多个，常位于肺上叶。结核球可由浸润型肺结核转向痊愈时干酪样坏死灶发生纤维包裹形成，也可因结核空洞的引流支气管阻塞后形成，或由多个结核病灶融合而成。

4. 肾结核最初为局灶性结核病变，以后扩大、融合，干酪样坏死破坏肾乳头，坏死物沿尿路排出，形成结核空洞。随病变扩大，多数空洞形成，使肾脏最后仅残存一空壳。液化的干酪样坏死物排出时，可引起肾盂、输尿管、膀胱和尿道结核。亦可通过上行性感染进一步引起健侧肾的结核病变发生。

5. 一般急性炎症以变质、渗出为主，浸润的炎症细胞主要为中性粒细胞。伤寒病虽然为急性炎症，但以增生为主，形成以巨噬细胞增生为主的伤寒小结，还可见浆细胞、淋巴细胞、成纤维细胞，但一般不见中性粒细胞浸润。

6. 阿米巴痢疾与细菌性痢疾的区别如表 11-1 所示。

表 11-1 细菌性痢疾和阿米巴痢疾的区别

区 别 点	阿米巴痢疾	细菌性痢疾
病因	阿米巴原虫	痢疾杆菌
部位	盲肠升结肠	乙状结肠、直肠
病变	变质性炎；烧瓶状溃疡	纤维素性炎；假膜形成
并发症	出血、穿孔	少
大便性状	多量棕褐色便	黏液脓血便

7.风湿病、结核病、伤寒病、血吸虫病均属于肉芽肿性炎。①风湿性肉芽肿即风湿小体,中心为纤维素样坏死物,其周围是风湿细胞,外围可见少量成纤维细胞、淋巴细胞和单核细胞。②结核性肉芽肿即结核结节,中央常有干酪样坏死,周围有大量呈放射状排列的类上皮细胞,其中也夹杂着朗格汉斯巨细胞,外围常有不等量的淋巴细胞浸润及少量成纤维细胞及结缔组织增生。③伤寒肉芽肿,主要以巨噬细胞增生为主,吞噬伤寒杆菌、坏死细胞碎片以及红细胞后称为伤寒细胞,伤寒细胞可集聚成团,即伤寒肉芽肿,此外,还可有少量淋巴细胞、浆细胞、成纤维细胞。④血吸虫肉芽肿,以破裂或钙化的虫卵为中心,周围为放射状的类上皮细胞和异物多核巨细胞包绕,形态似结核结节,又称为假结核结节。

8.消化道疾病溃疡灶的好发部位及肉眼形态比较如表 11-2 所示。

表 11-2 消化道疾病溃疡灶的比较

疾 病 名 称	好 发 部 位	溃疡灶肉眼形态
肠结核	回盲部	溃疡长轴与肠轴垂直,呈腰带状,边缘不整齐,如鼠咬状
肠伤寒	回肠末段	溃疡长轴与肠轴平行,呈椭圆形,边缘稍突起于黏膜表面
细菌性痢疾	乙状结肠、直肠	溃疡灶表浅,不规则,呈地图状
肠阿米巴痢疾	盲肠、升结肠	溃疡灶口小底大,呈烧瓶状
肠血吸虫病	乙状结肠	表浅小溃疡
良性溃疡(胃溃疡)	胃小弯近幽门部,十二指肠球部前壁或后壁	圆形或椭圆形,溃疡直径一般小于 2 cm,边缘整齐,底部较平坦,皱襞沿溃疡灶呈放射状排列
恶性溃疡(溃疡型胃癌)	胃窦部,尤其是小弯侧	不整形、皿状或火山口状,直径大于 2 cm,不整齐、隆起,底部凹凸不平,可见坏死出血,皱襞中断,呈结节状肥厚
食管癌	食管中段	呈火山口状,边缘不整,底部高低不平,溃疡灶往往较大
肠癌	直肠、乙状结肠	同食管癌

项目十一 传染病与寄生虫病

附　录　A

×××医院
病理活检申请单

病理号＿＿＿＿＿＿　　　　住院号＿＿＿＿＿＿　　　　门诊号＿＿＿＿＿＿

患者姓名：＿＿＿＿　性别：＿＿＿　年龄：＿＿＿岁　籍贯：＿＿＿　职业：＿＿＿

患者或亲属联系电话：＿＿＿　　送检医院：＿＿＿　　科别：＿＿＿

送 检 物		标本取材部位	
标本固定	□中性缓冲甲醛液 □其他：	是否做过病理检查	原病理号＿＿＿＿＿＿ 原病理诊断＿＿＿＿＿＿

病史摘要及临床所见：

肿瘤患者请填写：　　　　　　　　　　妇科患者请填写月经历史：

肿瘤发现时间：　　　年　　　月　　　婚姻：已□　未□；

肿瘤部位：　　　　　　　　　　　　　月经周期及持续时间：

肿瘤大小：　　　　　　　　　　　　　末次月经：　　　年　　　月　　　日

包膜情况：　　　　　　　　　　　　　生产史：　　　　胎　　　产

转移：有□　无□，如有，在何处？　　曾否施行人工周期治疗：有□　否□；

放射治疗：有□　否□　　　　　　　　时间：　　　　　　剂量：

相关影像学检查及主要化验结果：

手术所见：

临床诊断：

申请检验目的：

送检医生：　　　　　　　　　　　送检日期:20＿＿年＿＿月＿＿日

病理科接收标本人：　　　　　　　接收时间:20＿＿年＿＿月＿＿日

送检注意事项：

(1)送检单是存档资料,并作为诊断参考依据,请认真填写所列项目,字迹要清楚,勿污损。

(2)送检标本请装入大口瓶或专用标本袋中,并应在离体半小时内常规用10％中性甲醛液固定(特殊检查标本请应及时咨询病理科);标本袋或送检单上均需标明患者姓名,所取组织的部位、块数;如标本取自不同部位或临床医师对标本检查有特殊要求,请分别编号注明,或在标本上用长短线结线作好标记。

(3)手术切除之大标本,可间隔2 cm平行书页状剖开,以利于固定液充分作用,或立即送病理科处理。

(4)送检组织不可太小,切除组织应尽量送检,取标本宜用锋利的器械,不要过度钳夹或撕拉组织以致变形,影响诊断。

(5)骨或牙齿等组织要作脱钙处理,有的标本需重切、重取、复染,或需进一步作免疫组化、特染等辅助检查,以上情况需要适当延长发出报告时间,敬请谅解。

附 录 B
×××医院
病理检查报告单

病理号：140176

姓名：叶××	性别：女	年龄：56 岁	住院号：00145139
送检医院：本院	科室：普外科		原病理号：
送检材料：左侧乳腺、左腋下淋巴结			送检医生：吴××
临床诊断：左侧乳腺癌			送检日期：2014-01-20

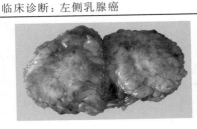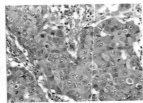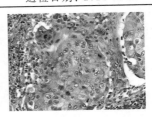

肉眼所见

1.（左侧乳腺肿物）一块，大小为 4.5 cm×4.5 cm×4 cm，质地较实，切面为灰黄色。

2.（左侧乳腺）标本一个，大小为 26 cm×19 cm×4 cm，表面附梭形皮肤大小为 13.5 cm×4.5 cm，乳头稍凹陷，距乳头 1.3 cm 三点钟方向见一个长 5.5 cm 的外科切口；沿切口打开可见一个手术残腔，大小约为 6.5 cm×4.5 cm×3 cm，残腔周围组织切面为灰黄灰白色，质软。

3.（左侧腋下淋巴结）及（左侧腋静脉根部淋巴结）各一袋，分别取肿大的淋巴结制片。

镜下所见

（左侧乳腺）肿物处癌细胞异型性较明显，核分裂像＞21 个/10HPF，癌细胞呈片状、巢状、团状排列，可见大片坏死，间质有大量反应性炎症细胞浸润。（左侧乳腺）的乳头皮肤鳞状上皮层下部可见单个散在或小簇状分布的非典型腺样细胞。

免疫组织化学检测：6♯蜡块 Her-2(2＋～3＋)、PR(－)、ER(－)、P53(肿瘤细胞＋，约 90％)、Ki-67(＋，约 75％)、CK5/6(－)、P120(肿瘤细胞膜＋)、E-cadherin(肿瘤细胞膜＋)。

病理诊断

（左侧）乳腺浸润性导管癌，Ⅲ级，Bloom-Richardson 半定量分级评分为 3＋2＋3＝8 分。

—肿瘤最大直径约 4.5 cm。

—乳头部皮肤可见 Paget's 病。

—脉管可见癌栓，神经束膜未见侵犯。

—各外科切缘均未见癌细胞残留。

—送检(左侧腋下)淋巴结 37 枚,均见癌细胞转移(37/37),(左侧腋静脉根部)淋巴结 3 枚,均见癌细胞转移(3/3);淋巴结内癌细胞转移共(40/40)。

—肿瘤病理分期(pTNM):pT2N3aMX。

初检医师:陈×××　　　　　　审核医师:邵×××　　　　　　报告日期:2014-01-23

附 录 C

恶性肿瘤知识调查问卷

亲爱的朋友:

　　近年来,恶性肿瘤已成为令人谈虎色变的人类第一杀手,给患者及其家庭带来了极大的痛苦! 为了更好地宣传恶性肿瘤的防治知识,让人们对"癌症"有所认识,早知早防早诊早治,我们特设计了恶性肿瘤知识调查问卷,希望能得到各位朋友的热心支持与配合,谢谢!

姓名:_____　　　　性别:_____　　　年龄:_____　　　职业:_____

居住区:_____　　　　_____省(直辖市、自治区)_____县(市、区)

一、请选出一个您认为正确的答案,填于相应括号内

(　　)1. 癌症对人们造成重大危害的根本原因是

A. 发现癌症时已是晚期　　　　B. 目前没有根治办法　　　C. 治疗费用昂贵

(　　)2. 控制癌症,关键在于"三早","三早"是指

A. 早期发现、早期诊断、早期治疗

B. 早期手术、早期化疗、早痊愈

(　　)3. 以下哪些食物里致癌性亚硝酸盐含量高?

A. 新鲜鱼肉

B. 新鲜蔬菜水果

C. 腌制食品,如腊鱼肉、腌咸菜

(　　)4. 常吃富含亚硝酸盐的食品易致

A. 消化道癌肿　　　　　　　　B. 乳腺癌　　　　　　　　C. 肝癌

(　　)5. 以下的膳食指南,合理的是

A. 在每天的饮食中,植物性食物如蔬菜、水果、谷类和豆类占 2/3 以上

B. 每天吃红肉(即牛、羊、猪肉)不应超过 90 g,最好是吃鱼和家禽

C. 应增加烹调油的用量

(　　)6. 按全球死亡人数的顺序,目前对女性危害最大的癌症是什么?

A. 肺癌　　　　　　　　　　　B. 子宫颈癌　　　　　　　C. 乳腺癌

(　　)7. 按全球死亡人数的顺序,目前对男性危害最大的癌症是什么?

A. 肺癌　　　　　　　　　　　B. 胃癌　　　　　　　　　C. 肝癌

二、请在您认为是正确的答案前打"√"

8. 您认为以下哪些为癌症早期症状？

（　）A. 身体任何部位，如乳腺、颈部或腹部的肿块，尤其是逐渐增大者

（　）B. 身体任何部位，如舌体、颊黏膜、皮肤等处没有外伤而发生溃疡，特别是经久不愈者

（　）C. 进食时胸骨后闷胀、灼痛、异物感，或进行性加重的吞咽不畅

（　）D. 久治不愈的刺激性咳嗽或痰中带血

（　）E. 长期消化不良，进行性食欲减退、消瘦，又未找出明确的原因

9. 癌症的高危人群是

（　）A. 有癌症家族史（如家族中有乳腺癌、胃癌、肝癌和白血病的患者）和有遗传倾向的人群

（　）B. 有不良嗜好的人群，如长期吸烟，喜食过热饮料与汤类，长期酗酒者

（　）C. 特殊易感人群，如精神长期抑郁、悲伤、焦虑者

（　）D. 中老年人群

（　）E. 有癌前病变（如慢性乙型肝炎、肝硬化、皮肤慢性溃疡）的人群

10. 您认为以下哪些物质可能致癌？

（　）A. 真菌、病毒、寄生虫、细菌

（　）B. 城市排放大量的烟尘、粉尘、废气

（　）C. 吸烟

（　）D. 肥胖

（　）E. 某些激素及药物、电离辐射、化学物质

11. 下列哪些可以预防癌症的发生？

（　）A. 少吃高脂食物

（　）B. 戒烟

（　）C. 多吃蔬菜、水果

（　）D. 控制体重，避免过轻或过重

（　）E. 坚持体育锻炼

（　）F. 少吃烧烤、腌制食品

12. 下列家庭防癌常识正确的是

（　）A. 室内经常喷洒空气清新剂

（　）B. 多用微波炉等无烟设备加热食品

（　）C. 保持住房通风

（　）D. 不用含有放射物质和其他致癌物质的建筑装饰材料

（　）E. 下班后洗手或洗澡，不要穿着厂矿、车间的工作服回家

附录 C 恶性肿瘤知识调查问卷

附 录 D
高血压的社区调查问卷

　　您好！我们是_____学校的学生,本次调查的目的是为了了解您对高血压的认识。您的回答对我们很重要,希望您能如实回答,对于您的个人信息,我们将为您严格保密。谢谢您对我们工作的支持。

　　年龄_____　　　性别_____　　　职业_____　　　文化程度_____

( )1. 您有高血压病史吗?

　　A. 有　　　　　　　　　　B. 无　　　　　　　　　　C. 不清楚

( )2. 您知道下面哪个血压值是正常的吗?

　　A. 小于 140/90 mmHg　　B. 165/95 mmHg　　　　　C. 不清楚

( )3. 患高血压后,您是否定期测量血压?

　　A. 每天一次　　　　　　　B. 每月一次　　　　　　　C. 没再测过

( )4. 患高血压后,您采取哪些措施来控制血压?

　　A. 按医嘱服药　　　　　　B. 低盐饮食　　　　　　　C. 适当运动

( )5. 您是否坚持有规律地服用降压药?

　　A. 是　　　　　　　　　　B. 否

( )6. 您不能规律服用降压药的原因是什么?

　　A. 经济原因　　　　　　　B. 药物不良反应　　　　　C. 忘记

( )7. 您的饮食或不良习惯情况?

　　A. 偏咸　　　　　　　　　B. 偏淡

　　C. 吸烟　　　　　　　　　D. 不吸烟

( )8. 您多长时间做一次健康检查?

　　A. 每半年一次　　　　　　B. 每年一次　　　　　　　C. 基本没有检查过

( )9. 您每周的锻炼时间有多长?

　　A. 5 小时以上　　　　　　B. 1~3 小时　　　　　　　C. 基本上没有锻炼

( )10. 您觉得您在日常工作、学习和生活中的压力如何?

　　A. 压力很大　　　　　　　B. 有压力,但不影响日常生活

　　C. 基本没有压力

( )11. 服用降血压药后,您出现下列哪些症状?

　　A. 乏力　　　　　　　　　B. 头晕　　　　　　　　　C. 失眠

病理学实验教程(第2版)

D. 咳嗽   E. 头痛   F. 面部潮红
G. 下肢水肿

( )12. 您的直系亲属（祖父母、父母、姨、姑、叔、舅、兄弟姐妹）中是否有人患有高血压？

A. 有   B. 无   C. 不清楚

( )13. 您服用过哪些降压药？ _____

( )14. 您服用的降压药疗效如何？

A. 好   B. 一般   C. 不好

　　本次调查问卷结束，谢谢您对我们活动的支持！祝您和您的家人身体健康，工作顺利！

附 录 E
中英文对照

心脏肥大	hypertrophy of heart
前列腺增生	hyperplasia of prostate
心脏萎缩	atrophy of heart
肾盂积水并肾压迫性萎缩	hydronephrosis with pressure atrophy of kidney
肾水肿	hydropic degeneration of kidney
肝脂肪变性	fatty degeneration of liver
脾凝固性坏死	coagulative necrosis of spleen
肾干酪样坏死(肾结核)	caseous necrosis of kidney
脑液化性坏死	liquefactive necrosis of brain
细菌性肝脓肿	bacterial abscess of liver
肝液化性坏死	liquefactive necrosis of liver
手指干性坏疽	dry gangrene of fingers
肝细胞水变性	hydropic degeneration of liver
肉芽组织	granulation tissue
肺淤血	congestion of lung
心力衰竭细胞	heart failure cell
肝淤血	venous hyperemia or congestion
槟榔肝	nutmeg liver
脑出血	cerebral hemorrhage
静脉红色血栓	red thrombus of venous
脾贫血性梗死	anemic infarct of spleen
肠出血性梗死	hemorrhagic infarct of small intestines
白色血栓	pale thrombus
混合血栓	mixed thrombus
透明血栓	hyaline thrombus
肺结核、纤维素性胸膜炎	pulmonary tuberculosis and tuberculous pleuritis
化脓性纤维素性心包炎	suppurative fibrinous pericarditis
气管假膜性炎	pseudomembranous inflammation of trachea
气管白喉	diphtheria of trachea
肝液化性坏死	liquefaction necrosis of liver
流行性脑脊髓膜炎	epidemic cerebrospinal meningitis

急性阑尾蜂窝织炎	acute phlegmonous appendicitis
慢性胆囊炎合并胆石形成	chronic cholecystitis with cholelithiasis
肺脓肿	abscess of lung
慢性扁桃体炎	chronic tonsillitis
慢性炎性息肉	chronic inflammatory polyp
肉芽组织	inflammatory granulation tissue
结肠假膜性炎	pseudomembranous inflammation of colon
异物巨细胞	foreign body giant cell
肝脓肿	abscess of liver
卵巢囊性畸胎瘤	cystic teratoma of ovary
阴茎癌	carcinoma of penis
浸润型胃癌	carcinoma of stomach, infiltrative type
溃疡型胃癌	carcinoma of stomach, ulcerative type
乳腺癌	carcinoma of breast
肝转移癌	metastatic carcinoma of liver
纤维瘤	fibroma
脂肪瘤	lipoma of endermic
子宫平滑肌瘤	fibroid uterus
纤维肉瘤	fibrosarcoma
胃间质肉瘤	stomach stroma sarcoma
结肠多发性息肉病	colon multiple polyp disease
皮肤乳头状瘤	papilloma
皮肤鳞状细胞癌	squamous cell carcinoma of skin
子宫颈鳞癌	squamous cell carcinoma of cervix
直肠腺癌	adenocarcinoma of colon
主动脉粥样硬化	atherosclerosis of aorta
心肌梗死	myocardial infarction(MI)
急性风湿性心内膜炎	acute rheumatic endocarditis
心瓣膜病	valvular vitium of the heart
二尖瓣狭窄及关闭不全	mitral stenosis and insufficiency
风湿性心肌炎	rheumatic myocarditis
高血压性固缩肾	hypertensive nephrosclerosis
高血压脑出血	cerebral hemorrhage of hypertension
高血压性心脏病	hypertensive heart disease
慢性支气管炎	chronic bronchitis
肺气肿	pulmonary emphysem
支气管扩张	bronchiectasis
支气管扩张合并肺脓肿	bronchiectasis merge and pulmonary abscess
大叶性肺炎(灰色肝变期)	lobar pneumonia (stage of hepatization)
小叶性肺炎(支气管肺炎)	lobular pneumonia (bronchopneumonia)
肺肉质样变	carnification
中央型肺癌	carcinoma of lung (central type)

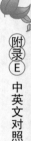

周围型肺癌	carcinoma of lung（peripheral type）
鼻咽未分化性非角化癌	nasopharyngeal vesicular nucleus cell carcinoma
坏死后性肝硬化	postnecrotic cirrhosis of liver
门脉性肝硬化	portal cirrhosis
胃消化性溃疡	peptic ulcer of stomach
病毒性肝炎	viral hepatitis
食管癌	carcinoma of esophagus
胃癌	carcinoma of stomach
原发性肝癌	primary carcinoma of liver
大肠癌	colorectal carcinoma
小结节型肝硬化	micronodular cirrhosis
大结节型肝硬化	macronodular cirrhosis
急性弥漫型增生性肾小球肾炎	acute diffuse proliferative glomerulonephritis
新月体性肾小球肾炎	crescentic glomerulonephritis
慢性硬化性肾小球肾炎	chronic sclerosing glomerulonephritis
慢性肾盂肾炎	chronic pyelonephritis
肾细胞癌	renal cell carcinoma
膀胱癌	carcinoma of the bladder
子宫平滑肌瘤	leiomyoma uterus
子宫颈鳞状细胞癌	squamous cell carcinoma of cervix
葡萄胎	hydatidiform mole
子宫绒毛膜癌	choriocarcinoma of uterus
卵巢浆液性囊腺瘤	serious cystadenoma of ovary
卵巢黏液性囊腺瘤	mucinous cystadenoma of ovary
前列腺癌	carcinoma of prostate
乳腺纤维腺瘤	fibroadenoma of breast
乳腺癌	carcinoma of breast
结节性甲状腺肿	nodular goiter
毒性甲状腺肿	toxic goiter
甲状腺腺癌	adenocarcinoma of thyroid
急性肺粟粒性结核	acute pulmonary military tuberculosis
结核球	tuberculoma
肾结核	tuberculosis of the kidney
肠结核	tuberculosis of the intestine
肠伤寒	typhoid fever of intestine
细菌性痢疾	bacillary dysentery
阿米巴痢疾	amoebic dysentery
流行性脑脊髓膜炎	epidemic cerebrospinal meningitis
流行性乙型脑炎	epidemic encephalitis B
肺粟粒性结核病	pulmonary military tuberculosis
细菌性痢疾	bacillary dysentery